Kulinarische Notizen

Ursula Winnington

Ein Leib- und Magenbuch

Kulinarische Notizen

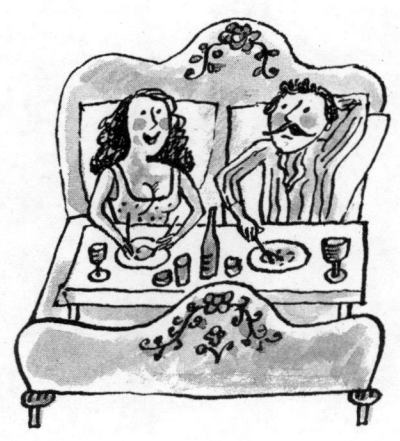

Verlag für die Frau · Leipzig

Inhalt

Feinschmecker im Visier

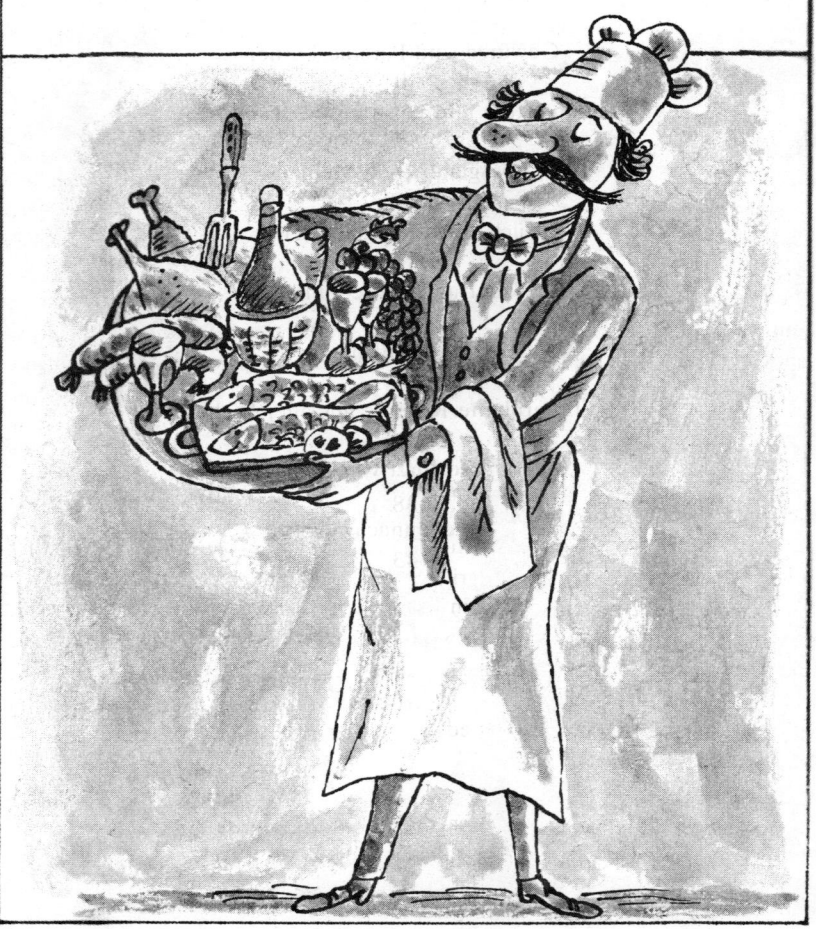

Die Freude am Essen und Trinken gehört sicher zu den ältesten Annehmlichkeiten, die die Menschheit kennt, wenngleich die Vergnügungen der Tafel – in Jahrhunderten, Jahrtausenden entwickelt, verfeinert, oft auch absonderliche Blüten treibend – zumeist Privileg weniger blieben. Deshalb wohl auch unser Zögern, wenn wir das Wort Feinschmecker aussprechen.

Für Brillat-Savarin (1755–1826), den berühmten Kenner der Tafelfreuden, Autor eines vielzitierten Buches über genußreiches, kulturvolles Speisen, sind Feinschmecker »die geborenen Entdecker und Erfinder«, die Wein und Weinbrand erfunden haben, Gewürze entdeckten und ganze Industrien aufbauten – vor allem aber sind sie »die besten Ehepartner. Wenn zwei Eheleute gern essen, dann teilen sie nicht nur das Bett, sondern auch den Tisch miteinander. Die sicherste Garantie für eine glückliche Partnerschaft.«

Geradezu notwendig riefen Feinschmecker immer wieder Gegner auf den Plan, und das mit gutem Grund. Jean Jacques Rousseau, der große bürgerliche Aufklärer, hatte für den aristokratischen Gourmet gar nichts übrig. Grimmig schrieb er: »Die Seele des Feinschmeckers ist mit seinem Gaumen identisch, die Schöpfung hat ihn zum Essen bestimmt. In seiner beschränkten Unfähigkeit ist er nur bei Tisch an seinem Platze; sein Urteil geht über die Schüsseln nicht hinaus.«

Obwohl schon unsere Vorvorväter sehr wohl wußten, was gut und was schlecht schmeckt, blieb der Mehrzahl der Menschen das sinnliche Vergnügen versagt, sich an den kulinarischen Köstlichkeiten zu laben, die unsere Erde zu bieten hat. Wie sollte sich auch ein Arbeitssklave in der antiken Welt für gastronomische Feinheiten begeistern, wenn er sich nicht einmal an Grütze und Bohnen satt essen konnte. Und wie mochte ein Industriearbeiter des vergangenen Jahrhunderts mit einer dünnen Brühe aus Gerste, Mais, ein paar Happen Hering, Salz, Essig und Pfeffer im Magen, die pro Kopf weniger als drei Pfennige kosten mußte, Geschmack für gutes Essen entwickeln. Besagtes Rezept, von einem Unternehmer für englische Arbeiter erdacht, hat Karl Marx beschrieben. Der Fabrikant hat zudem behauptet, daß die Armen in Schottland »sehr komfortabel« lebten – von einem Brei aus Hafer- und Gerstenmehl mit Wasser und Salz.

Die Satten verstehen die Hungrigen nicht, sagte mit Recht der Volksmund. Als man der französischen Königin Marie Antoinette mitteilte, das Volk habe kein Brot, antwortete sie lakonisch: »Laßt es Kuchen essen.« Bertolt Brecht charakterisierte dergleichen treffend:
... Bei den Hochgestellten
Gilt das Reden vom Essen als niedrig.
Das kommt: sie haben
Schon gegessen ...

Die Hungrigen dieser Welt besaßen und besitzen für ihre gerechte Sache, menschenwürdig leben zu wollen, allzeit mutige, scharfsinnige Anwälte. Viele große Geistesschaffende und Künstler – besonders Schriftsteller – haben in ihre Werke gutes Essen als wichtigen Bestandteil des menschlichen Lebens gebracht, 7 haben mit der Forderung nach guter, reichlicher Nahrung zugleich den Anspruch aller auf ein glückliches Dasein formuliert. Heinrich Heine, der sich stets unerschrocken für eine neue, schöne Welt einsetzte, sagt in »Deutschland. Ein Wintermärchen«:

Wir wollen auf Erden glücklich sein,
Und wollen nicht mehr darben;
Verschlemmen soll nicht der faule Bauch,
Was fleißige Hände erwarben.
Es wächst hienieden Brot genug
Für alle Menschenkinder,
Auch Rosen und Myrten, Schönheit und Lust,
Und Zuckererbsen nicht minder.

Ja, Zuckererbsen für jedermann . . . Jene Zeiten, die Heinrich Heine – und wie er ungezählte andere – leidenschaftlich herbeisehnte, sind in einem Teil der Welt, sind für uns Gegenwart. Vorbei sind die Tage, in denen das Reden über gutes Essen, vortreffliche Kochkünste, volle Bäuche . . . allenfalls leere Köpfe und pralle Geldbeutel signalisierte. Und doch erweckt noch heute bei uns das Wort *Feinschmecker* häufig mehr Argwohn als Anerkennung. »Lange Zeit herrschte bei uns die ziemlich verbreitete Meinung«, schreibt Wiljam Pochljobkin, sowjetischer Historiker und Verfasser origineller ernährungskundlicher Werke, in seinem Buch »Die Geheimnisse der guten Küche«, »daß das Sprechen (Schreiben und Nachdenken) über das Essen reines Spießertum sei. Wir dürfen jedoch nicht vergessen: Essen, das heißt leben, arbeiten, bauen, schöpfen, denken . . .«

Zweifellos würden die meisten Sprachen ein neues Wort für den Feinschmekker vertragen, ein Wort, das guten Geschmack bei Tisch beschreibt, ohne den Verdacht eitler Vornehmtuerei oder gar Gefräßigkeit hervorzurufen. Verwirrung entsteht auch durch die unterschiedliche Bedeutung des Wortes *Gourmand*. Während es sich dabei im Englischen stets um einen Vielfraß handelt, war damit im Französischen, teilweise auch im Deutschen, bis ins vorige Jahrhundert ein Mensch mit einigem Feinsinn für Essen und Trinken gemeint, heute eindeutig Gourmet. Im Russischen beschreibt das Wort Gourmand bis heute einen Feinschmecker und nicht wie bei uns einen Menschen, der das Essen am Hosenbund mißt.

Bleiben wir bei den tatsächlichen Vorzügen eines Feinschmeckers, wie wir ihn heute verstehen. Er lebt nicht nur für seinen Bauch, er besitzt entwickelte Geschmackspapillen, sicheres Urteilsvermögen und ein ausgeprägtes Geschmacksgedächtnis, er ist ein Liebhaber und Kenner von gutem Essen und verfügt meistens auch über gute Kochkenntnisse. Denn: »Wer essen will, ohne sich auf die Kochkunst zu verstehen, wird über die dargereichten Speisen kein sicheres Urteil fällen können.« Das hat schon Platon übermittelt. Und: »Wer die kleinen Details mißachtet, kann niemals Meisterschaft erlangen«, betont Pochljobkin.

8 Man spürt das in seinen Kochbüchern.

»Laß mich in deinen Suppentopf gucken, und ich sage dir, wer du bist.« Diese alte russische Redensart bricht eine Lanze für den Feinschmecker, der seinen guten Geschmack nicht an ausgefallenen Delikatessen beweist, sondern vor allem an der alltäglichen Hausmannskost, die er meist raffinierten Küchenkunstwerken vorzieht. Von Thomas Mann, einem ausgesprochenen Feinschmecker, geht beispielsweise die Mär, er habe eine besondere Vorliebe für Suppen gehegt. In den »Wanderungen durch die Mark Brandenburg«, einem »wahren Eldorado für Feinschmecker«, preist Theodor Fontane besonders die heimischen Kartoffeln, das heimische Gemüse: »die Morchel, die Teltower Rübe, die Sellerie«, sämtlich unentbehrliche Bestandteile einer guten Suppe.

Kochen zwei eine Suppe, ist das Resultat bekanntlich längst nicht dasselbe. Während der eine eine lieblos zusammengewürfelte, fade, graue Flüssigkeit, in der halbgare Fleischstückchen, zerfallene Kartoffeln und zerkochtes Gemüse schwimmen, in seine Suppenterrine füllt und auf den achtlos gedeckten Tisch stellt, tafelt der andere eine würzige, knackfrische, farbige Gemüsesuppe auf, die Auge und Zunge erregt und erfreut. Er hat das Fleisch nach Liebigschen Erkenntnissen bei 70 bis 80 °C langsam gar geköchelt, hat Kartoffeln, Blumenkohl und Mohrrüben entsprechend ihrer unterschiedlichen Garzeit getrennt in den Topf gegeben, damit sie »Biß« behalten, hat Gewürze und Kräuter großzügig und wählerisch zugleich verwendet und auch nicht die kleine Extramühe gescheut, die Teller anzuwärmen und den Tisch hübsch zu decken, obgleich es nur

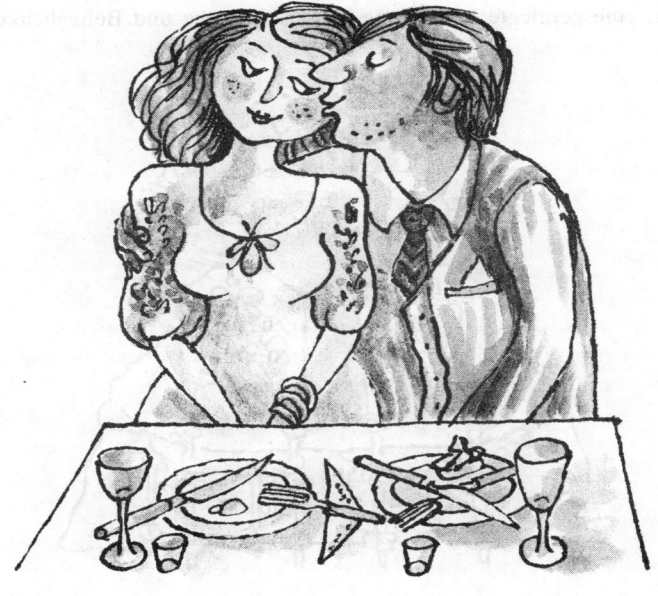

eine »einfache« Suppe gibt. Und im Gegensatz zu dem herkömmlichen Sprichwort: »Feinschmecke macht Bettelsäcke« ist der Geldbeutel bei beiden gleichermaßen gering strapaziert.

Kinder, die von klein auf alles Gute, was Feld und Flur das ganze Jahr über bieten, besonders Gemüse, Obst, Wildfrüchte und vielerlei einheimische Gewürze, kennen- und unterscheiden lernen, haben später einen gut gebildeten Geschmack und Interesse daran, auch in ihrer künftigen Familie vielseitig zu essen und selber originelle, schmackhafte Gerichte zu kochen. Professor Haenel vom Zentralinstitut für Ernährung in Potsdam-Rehbrücke hat wiederholt auf die wichtige wissenschaftliche Erfahrung verwiesen: »Im Kindesalter wird bereits das Ernährungsbewußtsein und das Ernährungsverhalten zu den verschiedenen Lebensmitteln und Speisen (einschließlich ihrer Mengen) ausgebildet.«

Obwohl es bei uns keine unersättlichen hochgestellten Prasser und Schlemmer mehr gibt, die zum Sitzen nicht selten zwei Stühle brauchten, existiert dennoch eine stattliche Anzahl von Leuten, die des Guten zuviel zu sich nimmt. Die Statistik weist das leider aus. Aber ein Vielfraß wird nicht geboren, sondern erzogen. Besonders Eltern sollten das im Auge behalten. Haben doch hauptsächlich sie es in der Hand, die Geschmacksfähigkeit ihrer Kinder vielseitig zu entwickeln und ihnen dabei gleichzeitig das Gefühl für wohlproportionierte Mengen einzuprägen. Wer gut ißt, ißt weniger. Allein diese Tatsache ist Grund und Ansporn genug, jede Speise so bekömmlich und so vollkommen wie möglich zuzubereiten.

Neben gutem, aber mäßigem Essen hat für den Feinschmecker noch etwas Gewicht: eine gepflegte Umgebung bei Tisch, Ruhe und Behaglichkeit beim Speisen.

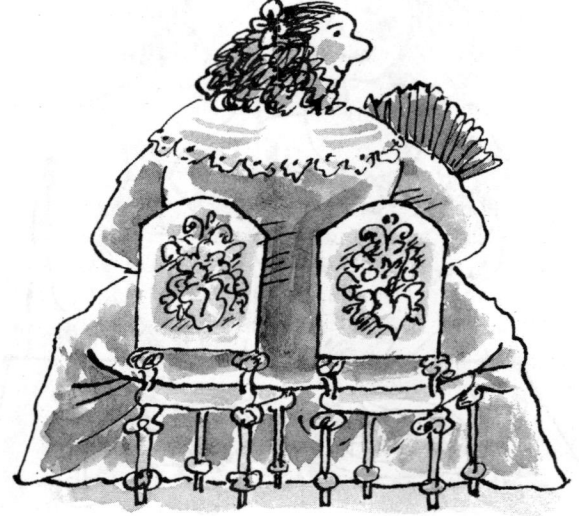

Katja Mann, die Frau von Thomas Mann, erzählt, wie sie für ihren verwitweten mittellosen Schwager, den großen Schriftsteller Heinrich Mann, in der amerikanischen Emigration in Santa Monica eine kleine hübsche Wohnung gefunden hatte und Heinrich Mann bei der ersten Besichtigung sofort fragte:»Ja, und wo speist man?«

Nicht nur was und wo man speist, ist von Belang, sondern vor allem *wie*. Noch gibt es viele Mitmenschen, die ihr Essen fast immer in Hast und Unruhe hinunterschlingen und oft das gute, sorgfältig Zubereitete auf dem Teller kaum wahrnehmen, würdigen, geschweige denn genießen. Wer ständig in Eile ist, voller Ungeduld steckt und selbst bei Tisch nicht zur Ruhe kommt, tut seinem Körper keinen Gefallen. Im Gegenteil. Unsere tschechischen Nachbarn haben dafür ein treffliches Sprichwort:»Wer hastig ißt und trinkt, verkürzt sich selbst das Leben.«

Zu den Atempausen, die jeder von uns täglich braucht, um neue Kräfte zu sammeln, gehören in Ruhe eingenommene Mahlzeiten. Im Stehen frühstücken, das Mittagessen in Hetze verzehren und beim Abendbrot gleichzeitig fernsehen – das kann niemand auf die Dauer ertragen, ohne seiner Gesundheit Abbruch zu tun.

Übrigens hat gutes, in Ruhe genossenes Essen noch einen anderen Vorteil. Wenn es nach Oscar Wilde geht, können wir danach»allen Leuten vergeben ... sogar den eigenen Verwandten«.

Viele Künstler und Schriftsteller bekannten und bekennen sich in ihren Werken zu persönlichen kulinarischen Vorlieben und Leibgerichten. Manche nahmen und nehmen auch gelegentlich gerne selbst den Kochlöffel in die Hand. Goethe kümmerte sich beispielsweise täglich bis ins hohe Alter in allen Einzelheiten um den Küchenzettel seines Hauses. In jungen Jahren in seinem Gartenhaus im Weimarer Park hat er manchmal mit Vergnügen selbst gekocht und gebrutzelt, obwohl dort die Köchin Dorothee und der Diener Philipp Seidel für sein leibliches Wohl emsig sorgten. Mit zunehmendem Alter soll er immer mehr Freude daran gefunden haben, seine eigenen Zuckererbsen zu pahlen und zuzubereiten.

Immanuel Kant, zu Gast geladen, verstrickte seine Gastgeberinnen zu ihrer Erleichterung weitaus öfter in interessante Gespräche über das Essen als über philosophische Fragen, was ihm den Ruf eines»überfeinen Sinnengeschmacks« eintrug – obwohl er eine gute Hausmannskost ohne alle Delikatessen bevorzugte. Nach dem Essen, so erzählt ein Zeitgenosse,»pflegte er noch mit der Wirtin darüber zu sprechen, sich aus Artigkeit nach der Zubereitung der Speise zu erkundigen und seinen Beifall darüber zu bezeigen. Außerdem liebte er überhaupt das Gespräch über Kochkunst, hatte selbst viele Kenntnisse darin und suchte sie durch seine Unterhaltung mit den Damen zu vermehren. Deshalb fürchtete jede Wirtin diesen scharfen Kritiker und war ängstlich bemüht, seinen feinen Kennergeschmack zu befriedigen.«

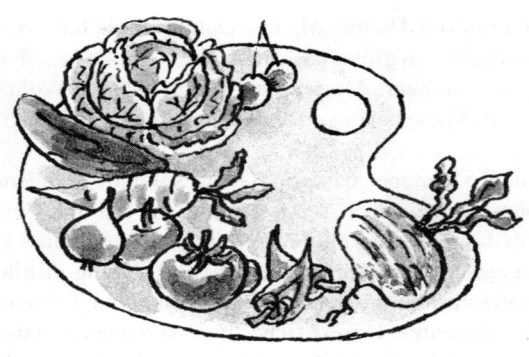

Johannes Brahms war offensichtlich bei Tisch mehr am Essen als an der Musik interessiert. Davon zeugt folgende Anekdote: Der berühmte Komponist wurde zu einem Abendessen gebeten. Die schönsten Fleischstücke von Rind, Schwein und Huhn wurden aufgetragen. Brahms speiste mit gutem Appetit. Als Nachtisch kreierte ihm die Haustochter Beethoven, Mozart, auch Brahms. Anschließend eilte die Hausfrau auf Brahms zu und fragte aufgeregt:»Meister, welches Stück gefiel Ihnen am besten?« Ruhig antwortete Brahms:»Das Stück vom Rind.«

Über Karl Marx schreibt Paul Lafargue, sein Schwiegersohn, in »Persönliche Erinnerungen«, Marx sei oft so in seine Arbeit versunken gewesen, daß er darüber die Mahlzeiten vergaß und mehrmals gerufen werden mußte. Sein Magen hatte unter der enormen Leistung seines Gehirns zu leiden. Denken war sein größtes Vergnügen, Arbeit seine größte Leidenschaft. War Geld im Haus, versuchte er den Mangel an Appetit durch besonders würzige Speisen wie Schinken, Kaviar, geräucherten Fisch oder Pickles anzuregen. Aber Karl Marx konnte sich auch vortrefflich entspannen und alles Schöne genießen. Wie seine Tochter Eleanor, die ihn 1876 zur Kur nach Karlsbad begleitete, später in einem Brief an Wilhelm Liebknecht schrieb, sei ihr Vater »stets geneigt gewesen, sich an allem zu erfreuen, an einer schönen Landschaft wie an einem Glas Bier«.

Für Wilhelm Liebknecht waren unter anderem auch die berühmten sonntäglichen Ausflüge mit der Familie Marx in Londons »Hampstead Heath« besonders erinnerungswürdig und nicht zuletzt der oft zitierte Proviantkorb. Wenn gesunde und kraftvolle Menschen nicht allzu viele Pfennige in der Tasche haben und von Silbermünzen keine Rede sein kann, konstatiert Wilhelm Liebknecht, ist das Essen von vorrangiger Bedeutung. Helene Demuth, die treue Haushälterin der Familie Marx, trug dem, so gut sie konnte, Rechnung. Als Hauptgericht kam ein großes Stück Kalbsbraten in den Korb, dazu Tee, Zucker und Obst. Brot und Käse konnte man im »Hampstead Heath« kaufen. Auch das nötige Geschirr, Wasser und Milch waren dort zu haben – wie in den Berliner Kaffeegärten, erzählt Wilhelm Liebknecht.

Tafelfreuden, Gastlichkeit. Ein glänzender Gastgeber war zum Beispiel Friedrich Engels. Freunde und Zeitgenossen haben darüber berichtet. »Er war die Gastfreundschaft in Person und hatte sehr gute Umgangsformen«, schreibt Edward Aveling, ebenfalls ein Schwiegersohn von Karl Marx. Von ihm erfahren wir auch, daß Engels an den Wochentagen in »größter Einfachheit« lebte. Aber an den Sonntagen bereitete es ihm Vergnügen, »seine Freunde um sich herum mit dem Besten, was er herbeischaffen konnte, zu erfreuen«. Friedrich Engels war zeit seines Lebens ein Feinschmecker. Als Rheinländer liebte er einen »guten Tropfen« und kredenzte seinen Gästen am liebsten eine Frühlingsbowle. Sein Hummersalat wurde von August Bebel besonders geschätzt. Als junger Mann in Berlin hat er seine rheinländischen Lieblingsgerichte sehr vermißt, wie in einem Brief an seine Schwester Marie zu lesen ist: »Wir haben hier eine rheinische Restauration, in der alle unsre heimischen Leibgerichte, die hier sonst kein Mensch kennt, gemacht werden. Jeden Sonnabendabend wird Reibkuchen gegessen und ein Köpken Koffe dazu getrunken. Gestern hab' ich Äpfel und Erdäpfel gegessen. Unsre alte Erpelsupp, die Du auch wohl noch kennst, spielt eine bedeutende Rolle. So noch eine Masse, was mir jetzt nur nicht einfällt.« Durch Berichte und Anekdoten von Zeitgenossen wissen wir viel Lobendes über das Engelssche Haus und die Engelssche Tafelrunde in London. »Weihnachten wurde bei Engels auf englische Weise gefeiert. Geht es zu Tische, so ist das Hauptgericht ein mächtiger Truthahn und, wo die Mittel dazu vorhanden sind, als Ergänzung ein großer gekochter Schinken.« Dazu gab es noch einige Nebengerichte, Schwipskuchen zum Beispiel, und »das Ehrengericht des Tages, den Plumpudding«.

Wenn es aber der Mittel ermangelte, machte mancher Feinschmecker der Vergangenheit aus der Not eine fragwürdige Tugend – wie beispielsweise Balzac. Schon als junger Mann hegte er eine Schwäche für gutes Essen und soll, als er noch schlank um die Taille und, wie auch später dauernd, knapp bei Kasse war, als Ersatz für höhere Genüsse die Umrisse verschiedener Schüsseln auf ein Blatt Papier gezeichnet und die Namen köstlicher Gerichte hineingeschrieben

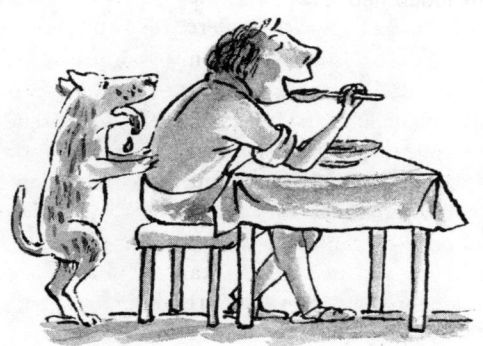

haben. Dann aß er träumend trockenes Brot. Heinrich Heines Herr von Schna-
belewopski, und sichtlich mit ihm der Autor, träumte auch – von einer italienischen Trauerweide, deren Zweige Makkaroni waren.»...zwischen diesem
Laubwerk von Makkaroni flossen statt Sonnenstrahlen lauter gelbe Butter-
ströme, und endlich fiel von oben herab ein weißer Regen von geriebenem Par-
mesankäse. Ach! Von geträumten Makkaroni wird man nicht satt, Beatrice!«

Es ließen sich noch viele interessante, auch erheiternde Berichte, Geschichten, Histörchen erzählen, von Feinschmeckern oder von Leuten, die einfach gern
etwas Gediegenes aßen und essen, denen wir uns verwandt fühlen. Sie würden
viele Bücher füllen. Ein wenig davon war hier und ist im folgenden die Rede. Gut
essen – das mit Verstand und Liebe Zubereitete genußreich verzehren, womöglich in angenehmer Gesellschaft und netter Umgebung – mehr braucht es eigentlich nicht zum Feinschmecker. Wer das bisher so gehalten hat, wird sich hoffent-
lich bestätigt fühlen, die anderen mögen ihr Verhalten zu Speis und Trank einmal
überprüfen ...

Lassen wir das Kapitel enden mit Irmtraud Morgners Bericht darüber, wie sie
mit dem unverwüstlichen Ludwig Turek das Berliner Interhotel »Berolina« besuchte. »Turek entledigte sich der ungewohnten, auch mir fremdartig erschei-
nenden Verkleidung halb an der Garderobe, indem er die Anzugjacke abwarf, in
knöchelfreien Hosen, deren Träger vom Pullover abgezeichnet wurden, betrat er
die Teppiche des Restaurants wie Schiffsplanken ... Die Ober boten verschiedene Tische zur Auswahl ... In rauschhafter Stimmung bestellte ich eine auf der
Karte fremdsprachlich verzeichnete, mir ungeläufige Vorspeise, Turek erkun-
digte sich nach ernsthaften Angeboten der Küche, in seinem Buch ›Ein Prolet erzählt‹, drin vom Essen ständig und meist in Ermanglung die Rede ist, bezeichnet
er Nudeln mit Backobst als sein Lieblingsgericht. Verständnisvoll, daß Interho-
telrestaurants außerstande sein müssen, Bedürfnisse dieser ernsthaften Rich-
tung zu befriedigen, beschied er sich mit drei relativen Gängen, wie stets ohne
Rücksicht auf den offensichtlichen Mangel an Zähnen. Die Gerichte begrüßte er
jeweils mit Versicherungen, seinen Appetit betreffend, bevor er sie schnell unterm Barte verschwinden ließ ...«

Spruchweisheiten

Der Magen eines gebildeten Menschen
hat die besten Eigenschaften eines edlen Herzens:
Sensibilität und Dankbarkeit.
Alexander Puschkin

Zwei feinschmeckende Ehegatten haben wenigstens einmal am Tag
eine angenehme Gelegenheit zur Vereinigung;
denn selbst diejenigen,
welche in gesonderten Betten schlafen (und es gibt deren viele),
essen wenigstens an demselben Tische;
sie haben einen Gegenstand der Unterhaltung,
der stets wiederkehrt.
Brillat-Savarin

Dämmrung war es, als Adele
mit dem Freunde ihrer Seele,
der so gerne Pudding aß,
traulich bei der Tafel saß.
»Pudding«, sprach er, »ist mein Bestes!«
Drum zum Schluß des kleinen Festes
steht der wohlgeformte große
Pudding mit der roten Soße
braun und lieblich duftend da,
was der Freund mit Wonne sah.
Wilhelm Busch

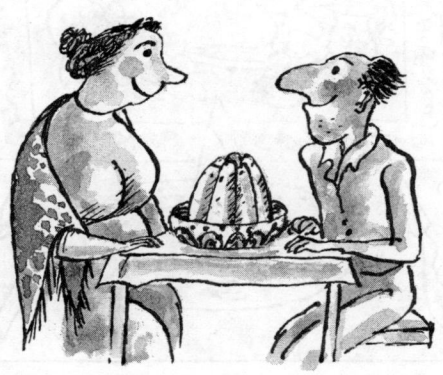

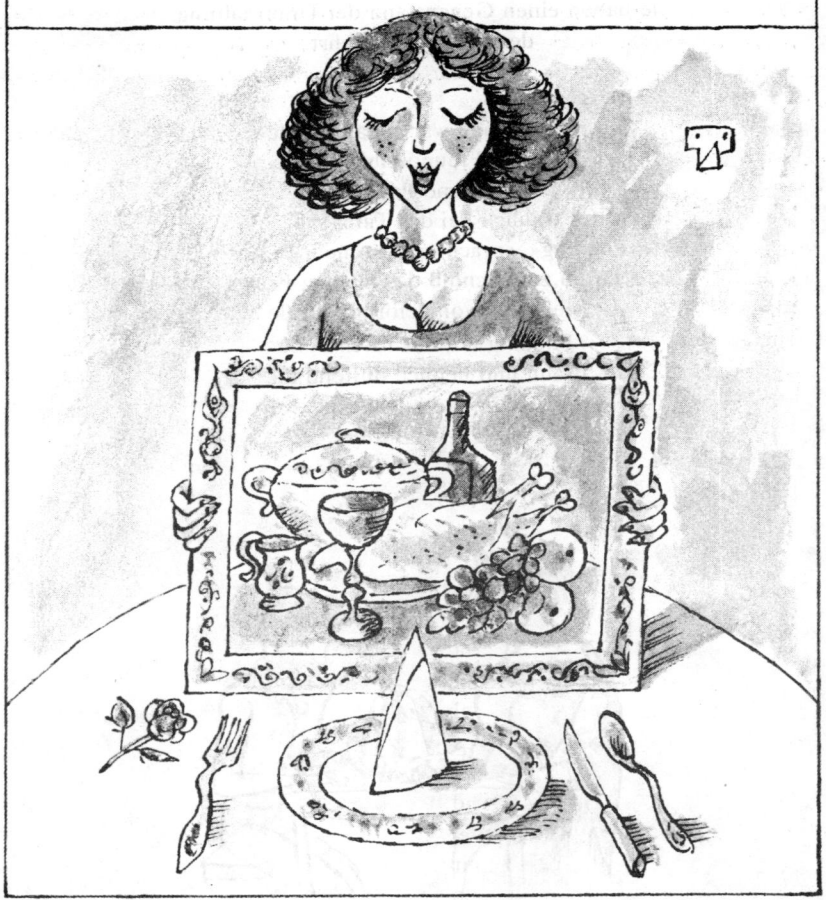

Um ein Mahl zu genießen, sollte man in Gesellschaft sein. Wie gut das Essen auch immer sein mag, wer es allein verzehrt, kann sich oft des Gefühls nicht erwehren, nur ein Bedürfnis zu befriedigen oder den Hunger zu stillen.

»Ein Laib Brot, eine Flasche Wein und du und die Wildnis, Wüste, Einöde ist Paradies genug«, sang Omar Chajjam schon vor nahezu tausend Jahren. Der unartige Bacchusknecht, ein persischer Gelehrter des Mittelalters, wußte sehr wohl, worauf es ankam. Für so manchen unter uns ist ein Gastmahl zu zweit bis heute die Krönung, selbst wenn das Essen ein wenig zu wünschen übrig läßt. Aber in der Regel sind die meisten erst dann wirklich zufrieden, wenn die Gesellschaft und das Essen gleichermaßen gut sind.

Die liebenswerte Sitte, sich gegenseitig einzuladen und zu bewirten, ist uralt. Niemand vermag heute noch zu sagen, wer das »Urfest« gefeiert hat. Wenn wir der Überlieferung Glauben schenken, muß es Eva gewesen sein, als sie Adam mit dem Apfel verführerisch winkte. Bestimmt verstanden sich unsere Urahnen schon aufs Festefeiern, bevor die Reichen vor vollen Fleischtöpfen und die Armen vor leeren Schüsseln saßen. Vielleicht haben die bärtigen Urzeitjäger ein Freudenfeuer angezündet, wenn ihnen ein Bison oder ein Mammut in die Falle gegangen war, um damit die umliegende Sippschaft weithin sichtbar zu alarmieren und zum Festschmaus einzuladen. Grund für diese großzügige Geste war dabei sicherlich nicht nur Gastfreundschaft, sondern mangelnde Vorratskammern, denn das wertvolle Fleisch mußte rasch aufgegessen werden, bevor es verdarb oder den Jägern von Raubtieren streitig gemacht wurde.

Wenn wir auch nicht wissen, wie es bei diesen »Jagdgesellschaften« zuging, so können wir uns doch vorstellen, daß sich die Geladenen auf ihre Art verständigten. Sicherlich haben sie auch ihrer Freude irgendwie Ausdruck gegeben, vielleicht sogar schon gesungen und getanzt. Ein urzeitliches alkoholisches Gebräu aus fermentierten Früchten mag das Seine dazu beigetragen haben. Obwohl die Destillation von Alkohol mit der Erfindung der ersten feuerfesten Töpfe theoretisch schon möglich gewesen wäre, hat es bekanntlich noch sehr lange gedauert, bis das erste klare Lebenswässerchen aus der Retorte tropfte ...

Zweifellos muß es ein größeres Vergnügen gewesen sein, ein knuspriges, saftiges, wenn auch stark verrußtes Mammut in ausgelassener Gesellschaft zu verzehren, als einsam in der Höhle zu hocken und ein dürres Kaninchen bis auf die Knochen abzunagen. Im Prinzip hat sich daran bis heute kaum etwas geändert. Das schönste Essen, das wir allein zu Hause oder auch im Restaurant verspeisen, ist nicht dasselbe wie ein gutes Mahl mit Freunden oder der Familie. Andererseits kann uns eine langweilige Gesellschaft das beste Menü verderben. Seneca hatte schon recht, wenn er sagte: »Eher muß man darauf achten, mit wem man ißt und trinkt, als was man ißt und trinkt ...«

Ein erfahrener Gastgeber überlegt sich daher genau, wen er zu sich bittet. Im Zweifelsfall sagt er seinen Gästen im voraus, wen er einzuladen gedenkt, und ist keineswegs gekränkt, wenn er danach umdisponieren muß. »Seien Sie heute

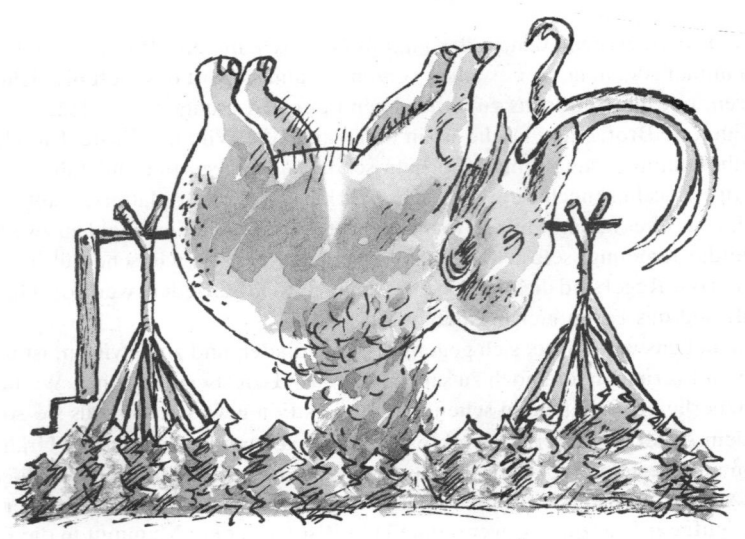

mein Gast«, sagte ein englischer Lord zu Jonathan Swift, »hier ist das Verzeichnis der Speisen.« Der Schriftsteller antwortete schlagfertig: »Zeigen Sie mir lieber das Verzeichnis Ihrer Gäste.«

Der Gast ist König. Jeder gute Gastgeber bemüht sich, nicht nur seine Gäste geschickt auszuwählen, sie ins rechte Licht zu setzen, sondern versucht auch, sich ein wenig auf ihren Geschmack einzustellen. Dabei sollte man allerdings nicht so weit gehen wie die alten Griechen. Sie informierten sich nicht nur über die Lieblingsspeise, sondern auch über den Gesundheitszustand des zu erwartenden Gastes, über das, was sein Magen vertrug und was nicht, und sogar über sein Temperament!

Fleisch, besonders das vom Hammel, stand in dem Ruf, Hitz- und Brauseköpfe zu ermutigen, vor allem, wenn es Wein zum Essen gab. Choleriker erhielten daher um keinen Preis Hammelfleisch. Möhren wurden generell nicht gereicht, weil sie als harntreibend galten. Um dem leidigen Kater und seinen unliebsamen Folgen vorzubeugen, reichte man zwischen den Gängen Kohlblätter, die die Geladenen als Anti-Katermittel bereitwillig kauten. Gästen, die über kalte Füße klagten, setzte man gekochte Rüben vor.

Das Verlangen, gemeinsam einen guten Happen zu essen, einen edlen Schluck zu trinken, uns dabei einiges von der Leber zu reden und ein Liedchen zu singen, ist tief in uns verwurzelt. Prunk- und Gefallsucht überlassen wir dabei neidlos denen, die ohne Übertreibung und Verschwendung nicht glücklich sind. Wir feiern die Feste, wie sie fallen: das Wiedersehen mit einem alten, aber nicht vergessenen Freund, die neue Wohnung, die unerwartete Prämie, eine bestandene Prüfung, Auszeichnungen, Jubiläen und nicht zuletzt zahllose Geburtstage.

18

Von den Geschichtsschreibern wissen wir, woher die besonders ausgeprägte Liebe, Geburtstage zu feiern, stammt. Die alten Germanen, die um das tägliche Essen wenig Aufsehen machten, steckten am Geburtstag ihrer Freunde ihnen zu Ehren einen ganzen Ochsen oder wenigstens ein Schaf an den Spieß. Eine lobenswerte Sitte – es muß ja nicht unbedingt ein ganzer Ochse sein. Aber allein schon der Gedanke, daß das Geburtstagskind die Hände in den Schoß legen darf, ist verlockend. Andererseits macht es dem Jubilar mitunter nicht weniger Freude, seine Gäste mit kulinarischen Besonderheiten zu überraschen.

An anderer Stelle war schon die Rede von Engels' Frühlingsbowle. Daß er vorzügliche Bowle auch im Herbst zu bereiten verstand, wissen wir aus einem seiner Briefe an Julie Bebel: »Wir hatten noch einen kleinen Vorrat von getrocknetem Waldmeister, und da haben Louise (Kautzky) und ich mit Hilfe von Moselwein, Rotwein und Champagner eine Maibowle zurechtgebraut, wie sie besser um diese neblige Jahreszeit nicht gebraut und schwerlich gedacht werden kann. Da allerseits eine gute Grundlage mit kalter Küche gelegt war, wurde selbiger Bowle auch recht tapfer zugesprochen . . . Und so konnte ich mich mit dem beruhigenden Bewußtsein schlafen legen, daß ich in würdiger Weise in mein 73stes Jahr hineingeraten war.«

Nur mit dem Von-der-Leber-Reden hat es so seine Bewandtnis. Die Redensart »Bei Tisch wird nicht gesprochen« – gelegentlich noch von gestrengen Eltern angewendet – hat ebenfalls tiefe Wurzeln. So berichtet im 5. Jahrhundert ein berühmter Chinese, der von China nach Indien reiste, daß dortzulande, egal wieviel Gäste auch anwesend sein mochten, erst am Ende der Mahlzeit, wenn die Hände gewaschen und der Mund ausgespült waren, geredet werden konnte. Als Tschechow 1 500 Jahre später im Sommer 1904 Berlin besuchte, schrieb er unter anderem an seine Schwester Mascha: »Zum Mittagessen wird hier nicht gesprochen.«

Abgesehen von jenen wenigen Ausnahmen, die bei Tisch noch immer am Sprechverbot festhalten, ist für die meisten von uns die Plauderei beim Essen besonders wichtig. Vorausgesetzt, es sitzen nicht nur zerstreute Geister am Tisch,

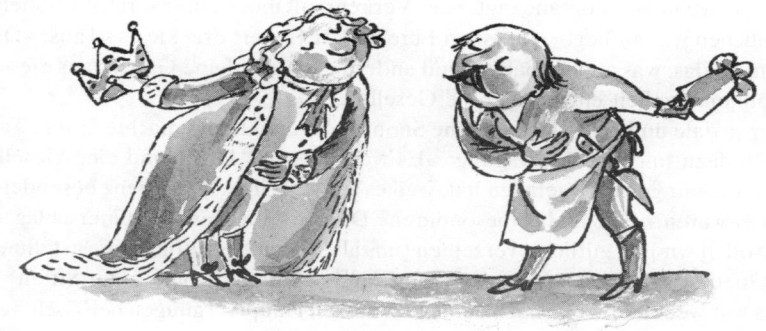

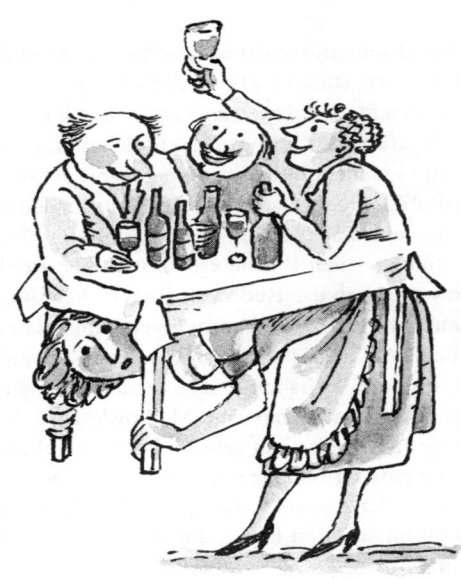

die ständig mit den Gedanken woanders sind, oder womöglich gar ein oder zwei Hypochonder, denen nach jedem Bissen etwas anderes weh tut, oder Leute, die uns totreden.

Eins ist sicher, fröhliche und unproblematische Gespräche bei Tisch steigern den Eßgenuß, Problemdiskussionen, Streit und Ärger sollte man tunlichst vermeiden. Ungläubige können sich an die Warnung des Kochbuchautors K. F. von Rumohr aus dem vorigen Jahrhundert halten: »Es gibt Gemütsbewegungen, welche ein übermäßiges Austreten der Galle veranlassen, andere, welche die Nerven reizen und schädliche Zusammenziehungen in den Werkzeugen der Verdauung bewirken; es gibt endlich auch Gemütszustände, welche die Tätigkeit eben dieser Organe lähmen.«

Am angenehmsten und einträglichsten ist es zweifellos, mit Leuten zu Tische zu sitzen, wenn, wie Fontane sagt, »der Verkehr mit ihnen dafür sorgt, daß einem ein bißchen was anfliegt«. Christian Fürchtegott Gellert drückte es so aus: »Du hast nicht das, was andere haben, und andern mangeln deine Gaben; aus dieser Unvollkommenheit entspringet die Geselligkeit.«

Der joviale und zynische englische Snob Sir Samuel Pepys machte in sein Tagebuch dazu folgende Eintragung: »Es war ein gutes Diner und eine Gesellschaft, die mir gewaltig gefallen hat, weil es alles auf ihre Weise ganz besondere Männer waren.« Daß er die »besonderen« Damen dabei gänzlich unterschlagen hat, wollen wir ihm gütlichst verzeihen (uns aber doch besser an die Feststellung von Goethe halten: »Der Umgang mit Frauen ist das Element guter Sitten«).

20 Pepys war weder der erste noch der letzte, dessen Hauptvergnügen bei Tisch we-

niger im guten Essen bestand als vielmehr in der Gesellschaft prominenter Persönlichkeiten. Obwohl ein gutes Diner in früheren Zeiten in hochgestellten Kreisen einer strengen Etikette unterlag und weniger finanzkräftige Gastgeber in arge Bedrängnis stürzte.

Doch würde so mancher unter uns lieber und öfter Gäste einladen, wenn er nicht im innersten Herzkämmerlein noch immer glaubte, er müßte seinen Gästen zuliebe großen Aufwand betreiben. Und da er sich dazu als vielbeschäftigter Mensch nur selten in der Lage sieht, läßt er es oft ganz und gar und bringt sich und andere dabei um so manche fröhliche und gewinnbringende Begegnung. Oft sind sogar ungeputzte Fenster schon ein Hinderungsgrund.

Die Anzahl der Gäste ist für das Gelingen eines Festessens wichtiger, als man glaubt. In der Tat bieten sechs oder höchstens acht Leute die beste Gewähr für eine angeregte Unterhaltung. Jeder kommt auf seine Kosten und vor allem zu Wort.

Gelegentlich stehen uns jedoch so viele Leute ins Haus, daß nicht alle an einem Tisch Platz finden. In diesem Fall ist ein kaltes Büfett – am zweckmäßigsten in der Küche – die beste Lösung, besonders für solche Gäste, die einem wenig ermunternden Tischnachbarn entgehen und sich den Gesprächspartner, der ihre Neugierde erweckt, am liebsten selbst auswählen möchten. Gastgeber sind ebenfalls im Vorteil. Sie können alle Vorbereitungen am Vortage treffen, sich viel Auf- und Abtragen der Speisen ersparen und sich am Festtag unbeschwert als Gast im eigenen Hause fühlen.

Der Brauch, kalte Speisen auf einer Tafel aufzubauen, ist nichts Neues. Seit Jahrhunderten werden warme Speisen, die direkt aus der Küche kommen, auf den Tisch gestellt und kalte aufs Büfett. Die Italiener waren es, die im 16. Jahrhundert damit anfingen, beides zu tun. Das hat sich bis in unsere Tage erhalten.

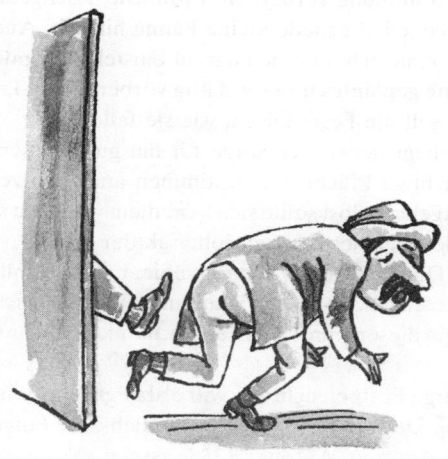

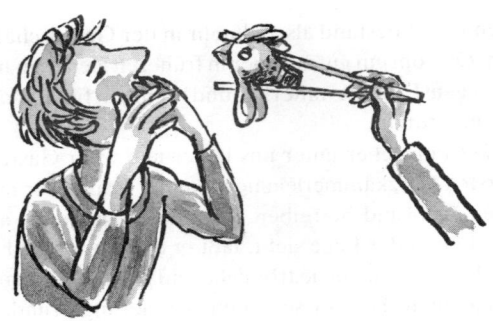

Eine warme Fleischspeise oder eine kräftige Suppe oder womöglich eine warme Pastete bereichern jedes kalte Büfett und werden meistens mit viel Ahs und Ohs gewürdigt. Leider haben wir zu Pasteten oft ein gestörtes Verhältnis. »Pasteten hin, Pasteten her. Was kümmern uns Pasteten?« schrieb Matthias Claudius. Dabei sind Pasteten köstlich und leicht gemacht, wie das Rezept für Leberpastete (siehe S. 116) beweist. Auf keinen Fall soll das kalte Büfett vor Fülle »platzen«. Volle Tafel macht krank, aber kleine Küche macht das Haus groß. Es lohnt sich, das beim Zusammenstellen des Speisezettels zu bedenken. Zwei bis drei verschiedene Fleisch-, Fisch-, Eier- oder Geflügelgerichte, ein oder zwei Salate und eine Nachspeise, dazu frisches Toastbrot und etwas kräftiges Brot sind mehr als genug.

Unsere Freunde und Gäste kommen ja nicht, um wie beim Preisgericht unsere Soßen zu verkosten. Sie haben im allgemeinen auch keine Straußenmägen – wie man Victor Hugo nachsagte – und wollen sich nicht den Bauch vollschlagen. Geht also wirklich mal etwas daneben, ist das kein Malheur, und niemand läßt sich deshalb die Stimmung verderben. Fröhliche Tischgenossen und ein guter Tropfen helfen schnell über jede kleine Panne hinweg. Auch unverhoffter Besuch kann, wenn man sich innerlich darauf einstellt, vergnüglich sein, oft mehr als ein wochenlang geplantes und sorgfältig vorbereitetes Treffen. Nach dem alten Motto: Man soll die Feste feiern, wie sie fallen.

Gastgebern obliegt neben der Sorge für ein gutes Essen noch eine andere, nicht weniger wichtige Pflicht. Sie bestimmen auch den zeitlichen Ablauf des Menüs. Der Gastgeber selbst sollte sich bemühen, weder zu schnell noch zu langsam zu essen. Die einzelnen Speisen sollen weder schnell noch zu langsam aufeinander folgen. Die Kunst besteht darin, beim Essen Wohlbehagen und genüßliche Freude zu erzeugen, aber auch Spannung auf das, was noch aussteht. Slawische Völker sind in dieser Kunst Meister, und wir können uns manches von ihnen absehen.

Auch die richtige Festbeleuchtung will überlegt sein. Weder zu grell noch zu dunkel, lautet die Devise. Sonst kann das unliebsame Folgen nach sich ziehen, 22 wie der Gelehrte Antonius Anthus 1838 in seinen »Vorlesungen über Eßkunst«

berichtete: »Zum rechten Verständnis eines Kunstwerkes ist es ferner erforderlich, dasselbe im rechten Licht zu sehen. Einer meiner Bekannten heiratete ein Mädchen, welches er vor lauter Liebe gar nicht recht angesehen hatte. Nach und nach, und zwar schon bald nach der Hochzeit, konnte er sie ruhig ansehen und fand zu sonderbarer Überraschung, daß sie dreiundzwanzig Zähne zuwenig und fünfzehn Warzen zuviel hatte. Im Dunkeln kann man ebensowenig essen.«

Wie sich herausstellt, übernimmt ein Gastgeber allerlei Verantwortung. Daß die Ehefrau dabei die Hauptlast zu tragen hat, scheint in vielen Ehen noch immer ungeschriebenes Gesetz zu sein. Meistens ist sie es, die sich den Kopf über das Menü oder die kälten Speisen zerbricht, die die Wohnung vorher aufräumt, den Tisch deckt, die Tischordnung vornimmt und obendrein das Kochen besorgt. Er hingegen kauft ein, zieht allenfalls noch die Flaschen auf und steckt gelegentlich den Kopf durch die Küchentür mit der wohl mehr rhetorisch gemeinten Bemerkung: »Kann ich etwas helfen, Liebling?« Gelegentlich übernimmt er auch die Kocherei, aber ohne das ganze übrige Drum und Dran. Frauen sollten kategorisch den Spieß umdrehen; sie übernimmt seine, er ihre Rolle.

Der unausbleibliche Wermutstropfen eines Festschmauses ist in den meisten Familien der leidige Abwasch, vor allem, wenn der nächste Tag ein Arbeitstag ist. Die meisten Gäste bieten heutzutage nahezu unaufgefordert ihre Hilfe an. Viele Gastgeber lehnen das ehrlich gemeinte Angebot jedoch ab, aus Furcht, es könnte die gute Atmosphäre stören. Sicherlich hängt das im wesentlichen von der Art der Feier ab. Manchmal ist es wirklich fehl am Platz, wenn in der Küche Geschirrgeklapper ertönt und einige Plätze am Tisch allzulange leer bleiben. Wobei es nicht selten vorkommt, daß einer der Gäste, der ein Auge auf seine Tischdame geworfen hat, sehnlichst darauf wartet, mit ihr und einem Gläschen in die Küche zu verschwinden. Aber für gewöhnlich ist geteiltes Leid halbes Leid.

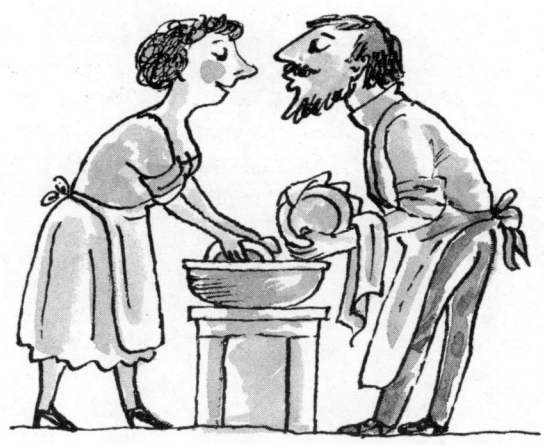

Zweifellos originell, aber wenig empfehlenswert ist da die seltsame Gepflogenheit des Bankiers Agostini Chigi, der im 15. Jahrhundert in Rom lebte. Besagter Geldprotz ließ sein goldenes Geschirr nach dem Essen, das aus 30 Gängen bestand, kurzerhand vor aller Augen aus dem Fenster in den Fluß werfen. Die Gesellschaft war über soviel Reichtum derartig erstaunt, daß dieses Ereignis zum wochenlangen Stadtgespräch wurde. Dabei hatte der schlaue Fuchs vorher genügend Netze im Tiber spannen lassen, die er, sobald die Gäste gegangen waren, mitsamt dem sauberen Geschirr wieder an Land ziehen ließ ...

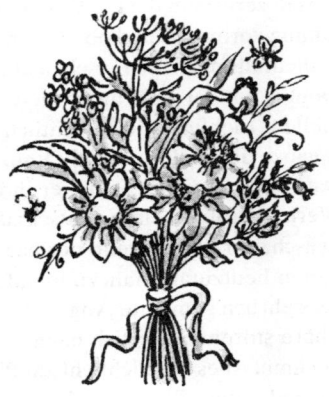

Volkstümliche Hinweise für Gäste und Gastgeber

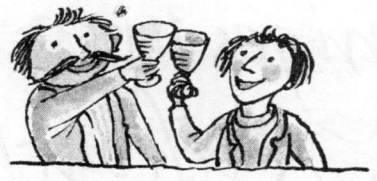

Ein froher Gast ist niemals Last.

Sei ein guter Gast und sage die Wahrheit.

Je später der Abend, je schöner die Gäste.

Wessen Augen nicht sehen, dessen Mund nicht wässert.

Ungeladene Gäste sind oft am willkommensten,
wenn sie gegangen sind.

Wenn es am schönsten ist, soll man gehen.

Einen gastfreien Mann loben die Leute.

Der Magen ist leichter zu füllen als die Augen.

Ein guter Gast und ein verständiger Wirth
sind beide so selten wie ein guter Eierkuchen.
Eugen Vaerst

Ein guter Mensch hat oft Gäste.

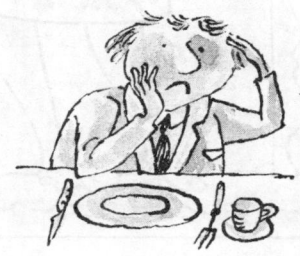

Einiges über Kochbücher

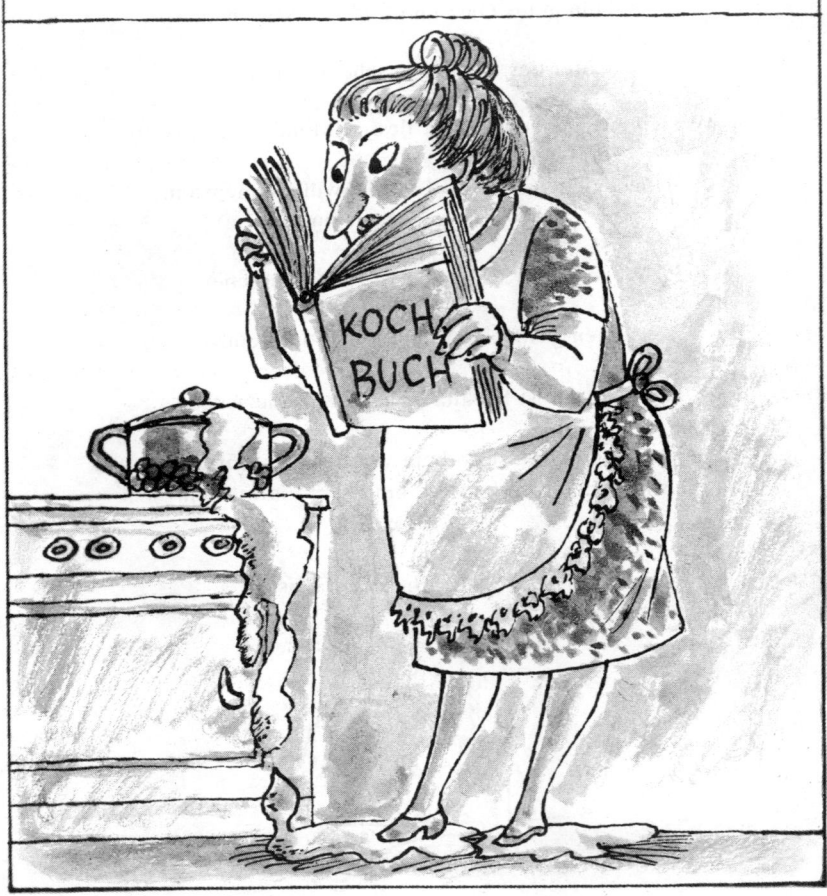

Fülle lebendige Aale in ein gebratenes Spanferkel. Wird der Braten angeschnitten, so laufen sie auf dem Tisch herum, und solches
ist eine rechte Lust für das Frauenzimmer.
Empfehlung aus einem Kochbuch des 16. Jahrhunderts

Solche und andere kurzweilige Geschichten beweisen einmal mehr, wie amüsant
Kochliteratur sein kann. Für viele ist es oft ein größeres Vergnügen, alte Kochbücher zu lesen als Romane. Julius Arndt bestätigt das in seinem Kommentar zu
Anna Weckerins »Ein köstlich new Kochbuch« aus dem Jahre 1598: »Es ist so
lebendig geschrieben, daß es sich wie ein Roman liest, selbst wenn man gar nicht
kochen will.« Oft ist allein schon der Titel eines alten Kochbuches, wie das von
Platina aus dem 16. Jahrhundert, äußerst unterhaltsam: »Von der eerliche zimli-
chen auch erlaubten Wolust des leibs, sich inn essen trincken, kurtzweil etc. al-
lerlay vnnd mancherlay Creaturen vnnd gaabenn Gottes, Visch, Vögel, Wildpret, Frucht der erden etc. zu gebrauchen«. Das macht Appetit.

Die Frage nach dem besten Kochbuch beantwortete sich in früheren Zeiten
von selbst. Im allgemeinen besaß eine Familie nur ein einziges Kochbuch, mindestens ein Kilogramm schwer, voller Fettflecken, mit losem Buchrücken und
der Tendenz, sich automatisch bei bestimmten Lieblingsspeisen zu öffnen.

Heute gibt es auf die Frage verschiedene Antworten, weil zum Glück viele
Kochbücher existieren und daher auch verschiedene Ansichten. Die bulgarische
Hausfrau Maria Iwanowa aus Sofia gestand einem Reporter, der sie nach dem
Geheimnis ihrer ebenso originellen wie vorzüglichen Kochkunst befragte: »Ich
verwende nur Kochbücher, deren Sprachen ich nicht völlig verstehe. Dabei
kommen zufällig die besten Gerichte heraus.« Offensichtlich besitzt M. I. eine
gehörige Portion Humor.

Fragen wir also präziser: Wie soll ein Kochbuch beschaffen sein, wenn wir tatsächlich den Wunsch haben, danach zu kochen? – Flüssig geschrieben, phantasievoll und genau!

In einem guten Kochbuch kann man sich auf die dargebotenen Rezepte verlas-
sen und weiß, daß bei der Auswahl auch die gesundheitlichen Aspekte berück-
sichtigt wurden. Die Angaben über Zutaten und Machart sind genau und schließen Fehler und Mißgeschicke aus. Es wäre zum Beispiel sehr unangenehm,
stimmten die Zutaten für ein Käse-Soufflé (s. S. 116) nicht aufs Gramm. Bei
Gewürzen und anderen aromatischen Zusätzen Spielraum zu gewähren und die
Phantasie und Experimentierfreudigkeit des Lesers und Benutzers mit einzu-
kalkulieren, spricht für den Autor. Hinweise, welche Ingredienzen wir weglassen
oder austauschen können, sind ebenfalls nützlich.

Passende kleine Histörchen, lustige Reime und Spruchweisheiten machen ein
Kochbuch interessanter. Es ist auch weder trockene Belehrung noch Abschrek-
kung, wenn die entsprechende Nahrungsenergie in den Rezepten angegeben
wird. Viele Leser empfinden es als nützlich zu erfahren, wieviel Personen von

dem betreffenden Gericht satt werden. Ob sich eine Speise einfrieren läßt und wie lange sie sich im Gefrierschrank hält, sind zusätzliche Angaben, die heutzutage an Bedeutung zunehmen. Praktische Tips, die dem Unerfahrenen helfen, kleine Mißgeschicke zu vermeiden oder aber sie leicht zu beseitigen, vervollständigen ein gutes Kochbuch.

Aus alten Kochbüchern können wir einiges lernen, wenn auch nicht bedingungslos. Autoren, die nur die höfische Küche beschreiben, in der Verschwendung und Praßsucht vorherrschten und die Schaugerichte oft wichtiger waren als das ganze Essen, liefern uns sehr anschauliche Belege vergangener Zeiten, sind aber als praktische Ratgeber kaum geeignet.

So ist es zum Beispiel fraglich, ob ein moderner Koch, egal ob Amateur oder Berufskoch, von dem Römer Apicius – Autor des bekanntesten, aus römischer Zeit erhalten gebliebenen Kochbuches – allzuviel Unterstützung erhalten würde. Der reiche Schlemmer war nicht nur verrückt aufs Kochen, sondern ganz offensichtlich überhaupt verrückt, er war »ein tiefer Abgrund der Schlemmerei«, wie Plinius berichtet. Dem Vernehmen nach soll er seine umfangreiche Rezeptsammlung, die später als Kochbuch »De re coquinaria« erschien, nicht selbst aufgeschrieben haben, sondern ein Zeitgenosse, der Grammatiker Apion.

Wie auch immer, als Apicius, der etwa um den Beginn unserer Zeitrechnung lebte, den größten Teil seines Vermögens verpraßt hatte, nahm er sich aus Angst,

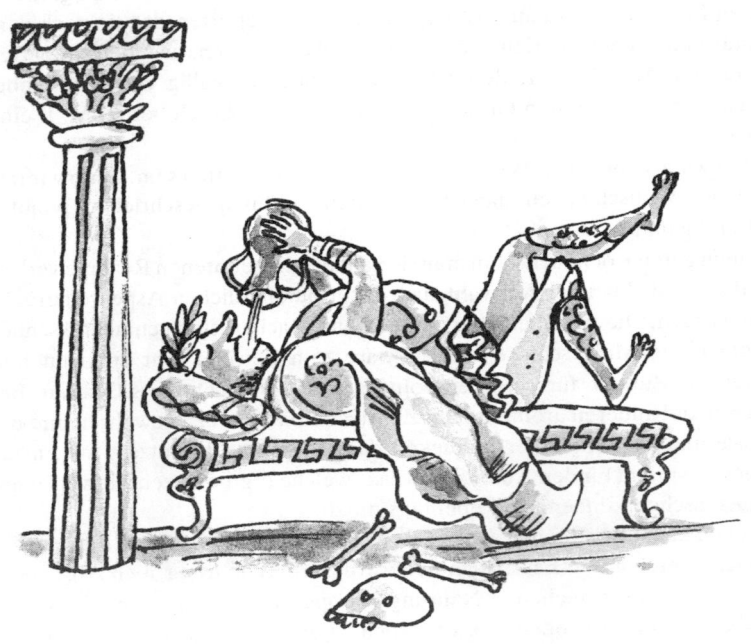

künftig nicht mehr »menschenwürdig« essen zu können, das Leben. Wenn wir Napoleons Frau Josephine Glauben schenken, waren Apicius' Rezepte fast alle nicht machbar. Als Napoleon von einer Reise zurückkehrte, waren sämtliche Bewohner seines Minizoos Josephines »Testversuchen« zum Opfer gefallen, denn Apicius' Rezepte verlangten unter anderem Pfaue, Flamingos, Strauße, Drosseln, Papageien, Kraniche und Haselmäuse. Oft war es nur eine Zunge oder ein Hirn, das laut Kochanweisung gebraucht wurde. Apicius selbst soll sogar einen Ziegenbock geschlachtet haben, nur weil er mit einer seiner Drüsen eine Sülze zu verbessern glaubte.

Andererseits war Josephine sicherlich keine geübte Köchin. In Wirklichkeit sollen einige von Apicius' weniger anspruchsvollen Rezepten durchaus gut und schmackhaft sein.

Neugierige Hobbyköche können also ihr Heil einmal mit »Pisam«, einem von Apicius' Erbsengerichten, oder mit einer seiner Fischsoßen, die er für Heilbutt empfiehlt, versuchen. Die Rezepte wurden für die moderne Küche aktualisiert.

Pisam-Erbsen

250 g gelbe Erbsen, 1/2 Teel. Natron 1 kleine Zwiebel, 2 hartgekochte Eier, 2 1/2 Eßl. Olivenöl (oder Salatöl), 1 1/2 Eßl. Weinessig, 1 Teel. Salz.

Erbsen und Natron in einen Kochtopf geben. Mit kaltem Wasser bedecken. Zum Kochen bringen und bei kleiner Flamme garen. Wasser abgießen und die Erbsen abkühlen lassen. Zwiebel schälen und fein hacken. Eier halbieren und das Eigelb herausnehmen. Das Weiße vom Ei fein hacken, mit der Zwiebel unter die Erbsen mischen. Salatsoße aus Öl, Essig und Salz rühren und mit den Erbsen verrühren. Eigelb durch ein Sieb auf die Erbsen drücken. Mit wenig Olivenöl besprenkeln und als Vorspeise servieren.

Soße für gegrillten Fisch

2 gehäufte Teel. frischer, gehackter Thymian, 1 gestrichener Teel. gestoßene Liebstöckelblätter, 1 gestrichener Teel. gestoßener Koriander, 1/2 gestrichener Teel. frisch gemahlener schwarzer Pfeffer, 2 Teel. Honig, 3 Teel. Weinessig,· 2 Messerspitzen Sardellenpaste, 4 Eßl. Olivenöl (oder Salatöl), 1 Eßl. Grapefruitsaft, 1 gehäufter Teel. Mehl oder besser Maisan.

Thymian, Liebstöckel, Koriander, schwarzen Pfeffer, Honig, Weinessig, Sardellenpaste, Olivenöl und Grapefruitsaft im Topf langsam erhitzen. Mehl oder Maisan mit etwas Wasser glattrühren und unter die Würzmischung ziehen. Soße unter Rühren aufkochen lassen, bis sie sämig ist.

Das Sichten von alten Rezepten kann durchaus fündig sein. Dieses und jenes Rezept, wenn auch ein wenig abgewandelt, ist oft heute noch von Wert. Das erste Senfrezept des Römers Columella aus dem 1. Jahrhundert u. Z. dokumentiert zum Beispiel, daß sich an der Senfherstellung in all den Jahrhunderten nicht viel 29

Grundlegendes geändert hat. Senfkörner, Meerrettich, Zitrone, Zucker, Salz, Koriander, Essig, ein spezifisches Senfgewürz, das sind auch heute noch die Hauptzutaten der »Senfmacher« aus Wriezen, die jährlich mehr als 500 000 Kilogramm des beliebten scharfen Etwas produzieren.

Eine Füllung für Mürbeteigtörtchen aus der ersten englischen Kochrezeptsammlung des Jahres 1147 klingt unseren Ohren auch nicht fremd: 2 Pfund Kochäpfel, 1 Pfund Birnen, 60 g Rosinen, 1 oder 2 kleingehackte getrocknete Feigen, 1 Teelöffel Zimt, 1 Prise Muskatnuß, 2 Eßlöffel Wasser werden bei kleiner Flamme zugedeckt unter gelegentlichem Umrühren zu Mus gekocht und mit einer Prise Safran gewürzt ...

Handschriftliche Rezeptsammlungen aus der Zeit vor der Erfindung des Buchdrucks bringen uns vielerlei Koch- und Speisegewohnheiten aus klösterlichen Küchen und denen der Adelshöfe des späten Mittelalters nahe. Aber von dem, was die Bauern aßen, ist noch relativ wenig die Rede, und wenn, dann oft mit verächtlichem Unterton. Schade, denn unzählige gute Gerichte aus der Küche des Volkes sind so verlorengegangen. In der wohl ältesten deutschen Rezeptsammlung »bûch von gûter spîse«, das um 1350 in Würzburg entstanden ist, sind 96 Rezepte bunt und zufällig aneinandergereiht. Nach Stoffgebieten zu gliedern, war damals noch nicht üblich, wohl aber, sich ständig zu wiederholen.

Mit dem Band »Die lêre von der kocherie« (1969 im Inselverlag Leipzig erschienen) präsentieren uns die Herausgeber Manfred Lemmer und Eva-Luise Schultz einen Überblick aus dieser und anderen deutschen handschriftlichen Rezeptsammlungen, die Kochen und Speisen des Volkes im Mittelalter widerspiegeln.

Damals wurde dem Koch eine Menge an eigenen Erfahrungen abverlangt, denn Angaben über Maß und Gewicht gab es noch nicht.
»Willst du gute Speise machen,
Mußt du haben sieben Sachen:
Milch und Salz,
Zucker und Schmalz,
Eier und Mehl,
Safran dazu, so wird es gehl.«

Daß dieser weitverbreitete Reim, den wir unseren Kindern beibringen, aus dem Mittelalter stammt, wissen sicherlich die wenigsten.

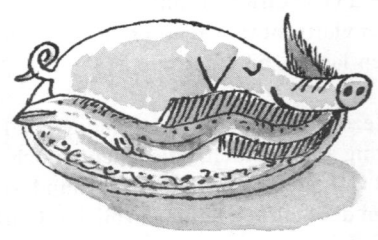

Beim Lesen solch alter Rezepte, wie dem berühmten »Blanc manger« – dem ersten süßen Pudding aus Ziegenmilch, gestoßenen Mandeln, Reismehl, Hühnerbrust, Zucker, gestoßenen Veilchen zum Färben – oder von »Reis nach Art der Griechen« oder »Heidnischen Pfannkuchen«, fragen wir uns unwillkürlich, wer sie wohl zuerst aufgeschrieben haben mag. Wer kochen konnte, vermochte meistens nicht zu schreiben, und wer schreiben konnte, verstand nichts vom Kochen.

»Fachkundige werden es wohl gewesen sein, aber sie haben ihr Wissen oftmals nur auf schwerverständliche Weise an den Mann bringen können«, kommentiert Manfred Lemmer in seiner Einführung zur »lêre von der kocherie«. »Das erscheint indes weniger verwunderlich, wenn man bedenkt, daß die Fachprosa zu dieser Zeit noch recht in den Kinderschuhen steckte. So begegnen die Rezepte weithin in einem Sprachgewande, das mannigfaltiger Erklärung bedarf. Man nahm es mit der Abfolge der geschilderten Vorgänge oft nicht genau, nicht selten zeigten sich Gedankensprünge, oder es werden Mittelglieder weggelassen, weil sie offenbar als selbstverständlich und bekannt vorausgesetzt wurden, so daß man zuweilen eine Art Telegrammstil vor sich hat.« Um so willkommener ist uns die Herausgabe dieses Büchleins.

Die »Kuchenmaistrey« (Küchenmeisterei) ist das erste gedruckte deutsche Kochbuch. Wie begehrt es war, beweisen die zahlreichen Nachauflagen, die bis ins 17. Jahrhundert reichten. Eine der frühesten Ausgaben befand sich in Lessings Bibliothek.

»Ich besitze ein altes deutsches Kochbuch, welches allem Ansehen nach das erste ist. Es führt zum Titel das einzige Wort Kuchenmaistrey, worunter ein Holzschnitt, der eine Küche mit verschiedenen darin beschäftigten Personen vorstellt. Nirgends zeigt sich weder Ort noch Jahr, wo es gedruckt ist; aber daß es von 14 sein muß, ist wohl unstreitig. Die Seiten sind nicht numeriert, und der Kustos fehlt auch. Aber Anfangsbuchstaben hat es, und zwar zu Anfange der Vorrede und des ersten Teils ein A und D von einer sehr bunten Art, voller Laubwerk.« Mit diesen Worten beschreibt Lessing die »Küchenmeisterei«, die nach seinem Tode in die Wolfenbütteler Bibliothek gelangte. Dieses ohne Angaben eines Ortes oder Jahres oder Verfassers herausgebrachte Buch ist, wie wir heute wissen, 1485 in Nürnberg von Peter Wagner gedruckt worden.

Die »Küchenmeisterei« ist ein besonderes Buch. In ihm werden erstmalig alle Zweige der Kochkunst abgehandelt, die Rezepte sind bereits nach bestimmten Gesichtspunkten geordnet und zum Teil sogar schon mit hygienischen Anweisungen versehen. Allerdings war es ebenfalls noch ohne Mengenangaben: »Ob du die maß recht kanst treffen so bistu ein gutter koch.«

Die Kochbücher, die im 16. Jahrhundert bereits zu Dutzenden erschienen, von schreibkundigen professionellen Köchen, aber auch von Bürgersfrauen und Frauen höherer Stände und sogar Gelehrten verfaßt, wiesen nun auch Mengenangaben auf. Fragen der Gesundheit spielen bereits eine Rolle, und einige 31

Kochbücher hatten im Anhang sogar eine kleine Kräuterkunde. Eigene Kräuterbücher entstehen. Hieronymus Bock, Verfasser eines umfangreichen »Kreutterbuches« aus dem Jahre 1577, hält zum Beispiel darin unter anderem eine Lobrede auf den Käse, empfiehlt ihn auch für Leiden und äußerliche Gebrechen. Er kritisiert die Deutschen, weil sie nicht mit Schweizer und Holländer Käse zufrieden sind, sondern auch noch Parmesan verlangen. »Der Käse ist gut, den eine karge Hand reichen thut«, heißt es im Sprichwort.

Butter empfiehlt Bock gegen Schlangenbiß, zum Einsalben der Kinder und außer in der Fastenzeit auch zur Bereitung von Speisen. Ins Gericht geht er vor allem mit den Zuckermäulern, »die sonst nichts anderß wöllen haben oder wissen, es sei denn mit Zucker versaltzen.« Er lobt das Salz, gibt Roggenbrot den Vorzug, beschreibt, wie man mit Essig, Öl und Kräutern Salat bereiten kann.

Ein anderes Kochbuch, »Ein new Kochbuch«, 1581 in Frankfurt am Main erschienen, ist weltberühmt geworden, weil es das erste europäische Kartoffel-Rezept enthält:

Man schäle die Kartoffeln, schneide sie in sehr kleine Stücke, koche sie in Wasser, trockne sie in Küchentüchern. Dann röste man sie zwischen kleinen

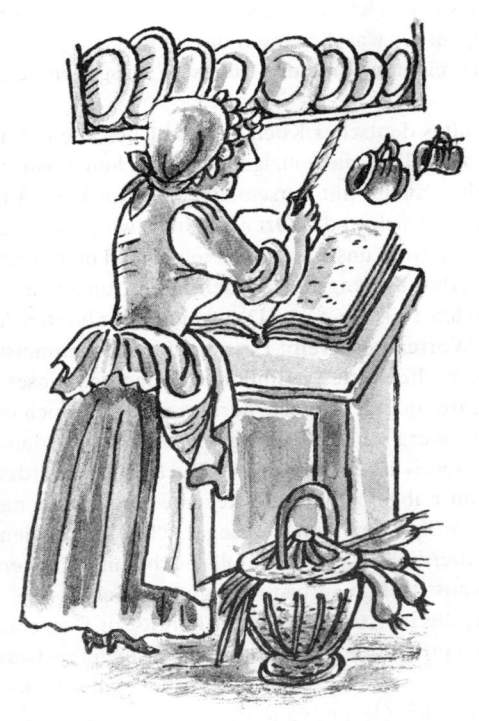

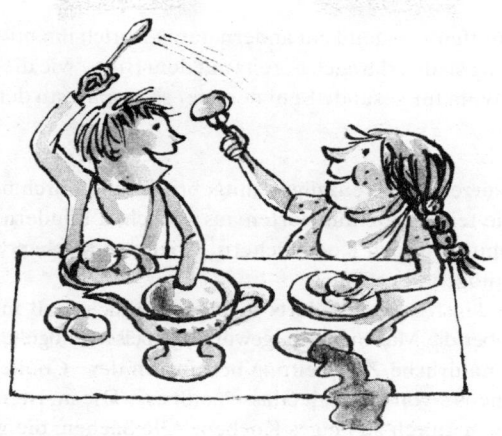

Speckstückchen, füge ein wenig Milch hinzu und lasse das ganze nochmals schwach kochen. Etwas umständlich, aber sicher ganz lecker . . .

Von Gemüse war bis dato in den Kochbüchern wenig die Rede. Die Tatsache jedoch, daß der Leibkoch Markus Rumpolt in seinem 1581 erschienenen Kochbuch neben 83 Rezepten für Ochsenfleisch, 59 für Kalbfleisch und 45 Rezepten Hammelfleisch unter anderem auch 50 Rezepte für Salate und 225 Arten von Zugemüse beschreibt, läßt annehmen, daß Gemüse auch schon in den vorausgegangenen Jahrhunderten häufiger gegessen wurde.

Von Rumpolt erfahren wir nicht nur, was man den Edelleuten auftischte, er denkt auch an die Bürger und schlägt ihnen vor, womit sie zu ihren Festen aufwarten können: Rindfleisch mit »Marrhettich, eine gute gefüllte Spensaw, ein saur Kraut gekocht in geräuchertem Speck und alten Hühnern; ein Gersten gekocht mit Würsten, ein Salat mit härten Eyern . . .«

Anna Weckerin, eine Hausfrau, die ihr bereits erwähntes Kochbuch verfaßte, um andere Frauen zu beraten, empfiehlt viele zum Teil nachahmenswerte einfache Rezepte, wenn auch ohne klare Mengenangaben. Sie warnt unter anderem bereits vor allzuviel Zucker, sie empfiehlt Fisch und gibt Rezepte für »Erbesbrüh«, die damals in jeder Küche auf dem Herd bereitstand, um damit Suppen, Pasteten, Breie, Fleisch- und Fischgerichte aufzuwerten. Dies ist eines ihrer Kirschsuppenrezepte aus: Ein köstlich new (köstliches neues) Kochbuch von allerhand Speisen an Gemüsen, Obs (Obst), Fleisch, Geflügel, Wildpret (Wildbret), Fischen und Gebachens (und Gebackenem), Amberg 1598.

Ein ander Gattung ein Kirschsuppen

»Nimb die besten dürzen Kirschen / wasche sie sauber / legs über nacht in rotem Wein / oder andern / den besten den du hast / röste sie darnach ein wenig in heissen Schmaltz / wie zuvor auch gemeint / es heist wol gedünst oder gedämpfft / darnach thu den Wein wider daran / vnd Zucker / oder ist der Wein gar inn die 33

Kirschen geschloffen / so geuß ein andern darzu / brich ihn mit eim wenig Wasser / laß ein wenig sieden darnach bereits mit dem Brot / wie die zuvor. Du magst wol ein süssen Wein für gesunde Leut nemen / so ersparestu den Zucker / bis du sie anrichtest.«

Exotische Gewürze, von Kreuzzügen mitgebracht und durch neue Seewege erschlossen, sowie feinere Gemüsesorten aus südlichen Ländern führten zu eigenen Gewürzkapiteln in den Kochbüchern. Aber den Köchen wird noch immer viel Urteilsvermögen abverlangt.

Kochbücher des 18. Jahrhunderts machen deutlich, daß man die Schaugerichte und die über die Maßen süßen, gewürzten Speisen endgültig satt hat und sich wieder auf die natürliche Zubereitung besinnt. In der »Cookery of Art« – der Kunst des Kochens – von Hannah Glasse heißt es: »Die meisten Leute ruinieren Gartenerzeugnisse durch zu langes Kochen. Alle Sachen, die grün sind, sollten noch ein wenig Knackigkeit besitzen, doch wenn sie überkocht sind, haben sie weder Süße noch Schönheit.«

Von nun an erfahren wir in Kochbüchern auch etwas über Koch-, Servier- und Tischzeremonien.

Deutlich spiegelt sich in größeren Kochbüchern wider, wie sich im Laufe der Jahrhunderte je nach klimatischen Bedingungen des Landes und nationalen Besonderheiten Nationalgerichte herausgebildet haben. Man spricht unter anderem von der russischen, englischen, indischen, ungarischen, französischen und italienischen Küche. Nicht wenige Kochbuchautoren widmen in ihren regional geprägten Werken auch anderen Landesküchen eigene Kapitel. Der lang andauernde Einfluß der französischen Küche auf fremde Landesküchen ist auch in unserer Kochbuchliteratur spürbar. Für manche französische Gerichtenamen und Küchenausdrücke – denken wir nur an Soufflé, Omelette, Pommes frites oder an blanchieren, flambieren, frittieren – gibt es bis heute keine treffendere Bezeichnung. Ebenso auch beeinflußten die russische Küche, die über eine nahezu tausendjährige Tradition verfügt, und die italienische Küche viele Kochbücher.

Ende des vorigen Jahrhunderts kamen immer mehr spezialisierte Kochbücher auf den Markt, so die Kräuterküche, die Weidmannsküche, die Kartoffelküche, die Fastenküche, sogar ein eigenes Kaninchenbuch mit 150 Rezepten. Die Zahl namentlich der Kochbuchautorinnen wuchs, Frauen eroberten sich in der Koch- und Hauswirtschaftsliteratur eine feste Position, die ihnen auf so vielen anderen Gebieten zu damaliger Zeit verwehrt war.

Je jüngeren Datums die Kochbücher sind, desto vertrauter werden sie uns. Gut finden wir uns in der Kochliteratur vom Ende des vergangenen Jahrhunderts zurecht, in der wir so manchem Gericht begegnen, das wir aus Erzählungen der Eltern kennen oder bei der Großmutter mit Vergnügen verzehrt haben.

Wir stoßen auf viele schmackhafte, einfache Gerichte aus dem Volk, die auch heute noch Abwechslung in unseren Küchenzettel bringen können und dabei gleichzeitig unseren Ansprüchen an eine gesunde Ernährung gerecht werden. Gewiß, unsere Urgroßeltern und Großeltern haben häufig zu fett, zu schwer und zu süß gekocht – soweit sie sich das leisten konnten –, aber sie haben auch viele leicht bekömmliche, gesunde und vor allem würzige Gerichte auf den Tisch gebracht, die wir getrost ein wenig aufleben lassen sollten. Manches dieser alten Kochbücher steckt voller geheimer Tips und Rezepturen. Als Beispiel ein Rezept von Wilhelmine Scheibler für grüne Klöße.

Klöße von grünen Kräutern

»Zur Anfertigung der grünen Kräuterklöße dienen alle feinen Kräuter als Körbel (Kerbel), Estragon, Petersilie, Thymian, junger Porree und Selleriekraut, von jeder Sorte eine Handvoll. Nachdem solche rein verlesen und zusammen feingehackt sind, läßt man in einer Kasserolle ein Stück Butter schmelzen; sobald dies geschehen, giebt man feingeriebenes Milchbrod, die feingehackten Kräuter, einen Tassenkopf voll guter Milch, oder, noch besser, Sahne hinzu, läßt es unter beständigem Umrühren zu einem steifen Teige kochen, bis derselbe von der Kasserolle losläßt, worauf man ihn in eine Schüssel thut. Erkaltet wird dieser grüne Teig noch mit 3 bis 4 Eiern und mit so viel feinem Mehl durchgerührt, daß er nur eben zusammenhält, dann zu runden Klößen geformt und diese wohl verdeckt in kochendem Wasser oder Brühe so lange gekocht, bis sie zum Zeichen des Garseins in die Höhe kommen.

Auf ein Viertelpfund Butter rechnet man ein geriebenes Milchbrod; Mehl, im Uebermaß verwendet, macht die Klöße hart. Die so bereiteten Klöße gebraucht man zu Suppen von Hammel- oder Kalbfleisch-Bouillon ...«

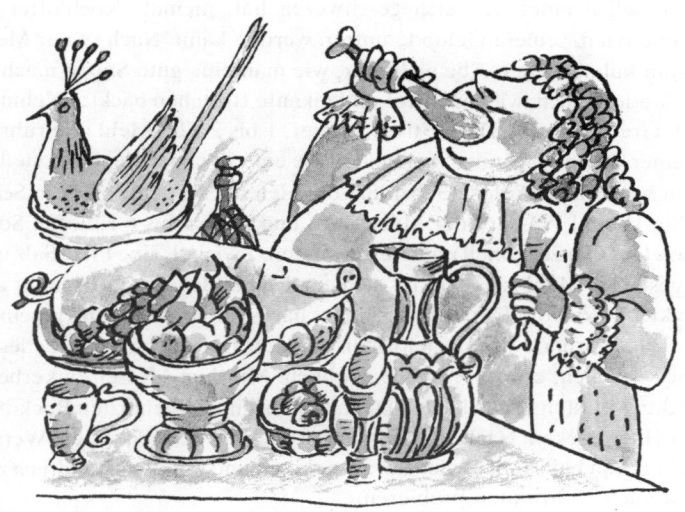

Heutzutage hat die Kochliteratur im Bücherregal vieler Haushalte ihre eigene Abteilung. Und es gibt immer weniger Familien, wo am Wochenende regelmäßig und einzig paniertes Schnitzel mit Mischgemüse auf den Tisch kommt. Wer ein altes Kochbuch besitzt, weist ihm trotz einiger Vorbehalte einen Ehrenplatz zu. In den Annalen der Gastronomie – hier nur flüchtig umrissen – sind zahlreiche bedeutende Namen verzeichnet. Viele dieser Bücher sind Bestseller geworden und werden in unseren Bibliotheken als wahre Schätze und wertvolle Zeitdokumente aufbewahrt und gehütet. Wer Zeit und Lust verspürt, sich in einer Mußestunde in den Lesesaal einer größeren Bibliothek zu setzen, um sich ein wenig von der umfassenden gastronomischen Geschichte anwehen zu lassen, nimmt bestimmt neben dem Einblick in gesellschaftliche Verhältnisse und in die Lebensweise vergangener Zeit auch manche Anregung und manches interessante Rezept mit nach Hause. Von Theodor Fontanes Großmutter, Friederique Charlotte Fontane, ist uns eine interessante Rezeptsammlung aus dem Jahre 1795 erhalten geblieben. Sie erschien in Berlin später unter dem Titel: »Wie man in Berlin zur Zeit der Königin Luise kochte«. Heute steht das Buch im Theodor-Fontane-Archiv der Deutschen Staatsbibliothek in Potsdam. Das Kochbuch enthält eine Fülle nachahmenswerter Rezepte, darunter ein gutes Pfefferkuchenrezept.

Zu den namhaften Kochbuchautoren zählen nicht nur solche berühmten Köche wie beispielsweise der Franzose Escoffier, sondern auch bekannte Gelehrte, Historiker und Schriftsteller. Alexandre Dumas zum Beispiel war ebenso stolz auf sein kulinarisches Lexikon wie auf seine Romane. Und wieviel Spaß der Kunsthistoriker C. F. Rumohr an seinem Buch »Geist der Kochkunst« gehabt haben muß, spürt der Leser auf jeder Seite. Der sowjetische Historiker Wiljam Pochljobkin schreibt heute mit soviel Sachkunde und Begeisterung über das Kochen, daß selbst einer, der sich geschworen hat, niemals Kochlöffel in die Hand zu nehmen, seinem Gelübde untreu werden kann. Nach seiner Meinung gehört zum kulinarischen Abc nicht nur, wie man eine gute Suppe macht oder Kascha, sondern auch, wie man Brot und pikante Brötchen bäckt: »Nehmen Sie 35 bis 50 Gramm frische Hefe, 70 ml Wasser, 1 bis 2 Eßl. Mehl und rühren Sie alles in einer Tasse zusammen. Schneiden Sie eine Zwiebel klein und stellen Sie sie in den warmen Backofen. Geben Sie das Hefestück in eine größere Schüssel, gießen Sie 180 ml Wasser oder Milch dazu und etwa 4 bis 6 Eßlöffel Sonnenblumenöl. Das Ganze schnell und kräftig kneten. Zwiebel, eine Prise Salz und soviel vorgesiebtes Mehl zugeben, bis sich ein Teig bildet, der nicht mehr an den Händen klebt. Wichtig: Der Teig darf nicht hart sein, sondern muß geschmeidig bleiben. Danach runde Brötchen formen und aufs Backblech legen. Jedes Brötchen flach drücken, etwa 1 1/2 bis 2 cm hoch. Mit dem Messer einkerben und zwei bis drei Minuten gehen lassen. Danach sofort im vorgeheizten Backofen bei mittlerer Hitze backen. Nach 10 Minuten mit einem Hölzchen testen. Wenn kein Teig mehr daran haftet, Brötchen herausnehmen und mit dem Handtuch zudecken. Erst nach 25 Minuten probieren.«

Spruchweisheiten

Nicht maße so leicht
jedweder sich tafelnder Kunst an,
wenn er zuvor nicht tief eindrang
in der Schmäcke Geheimnis.
Horaz

Kochen ist eine Kunst und eine gar edele.
Henriette Davidis

Geselliges Vergnügen, munteres Gespräch
muß einem Festmahl die Würze geben.
Shakespeare

Gut serviert ist halb gespeist.

Viele Köche verderben den Brei.
Volksmund

Entwickle aus jedem eßbaren Ding,
was dessen natürlicher Beschaffenheit am meisten angemessen ist.
Carl Friedrich Rumohr

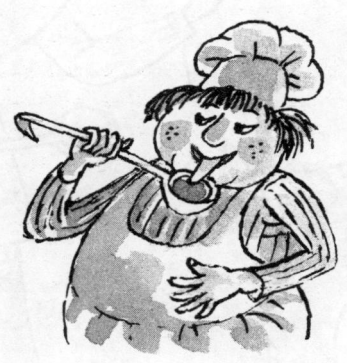

Ein guter Koch ist ein guter Arzt

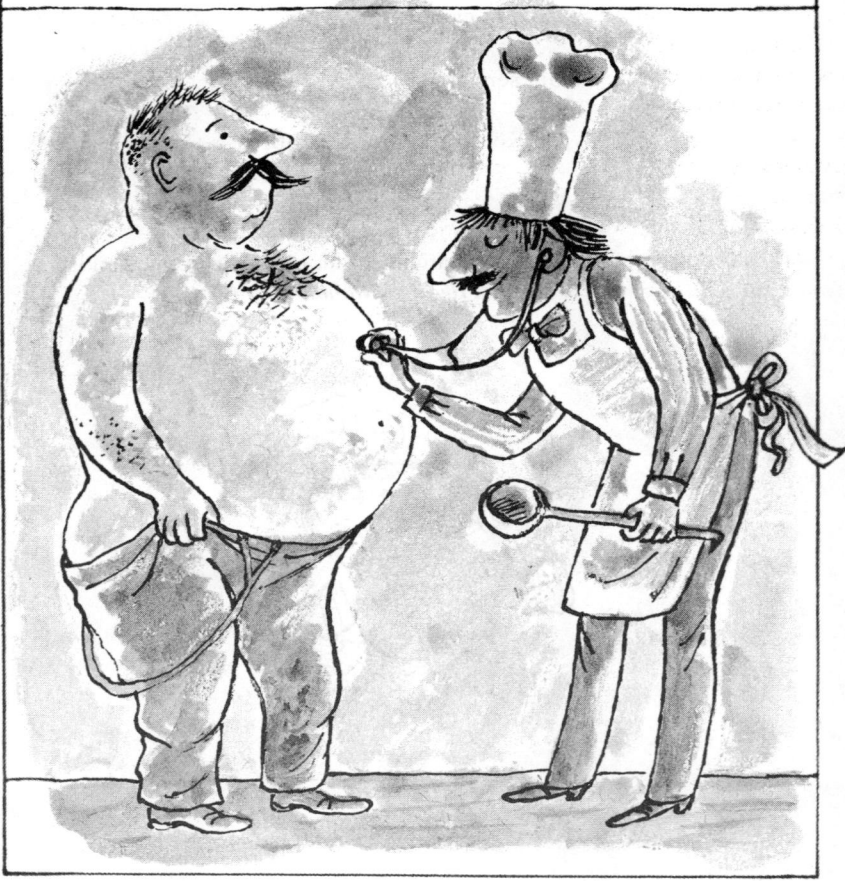

Das alte Sprichwort »Ein guter Koch ist ein guter Arzt« mag aus der Zeit stammen, als die Leibköche begüterter Herren genug von Chemie und Heilkunde verstanden, um ihren Herren bekömmliche Speisen aufzutischen. Mancher Leibkoch kannte sich in der Diätetik fast ebensogut aus wie der Leibarzt seines Herrn.

Heutzutage legen wir Wert darauf, daß wir von Köchinnen und Köchen »bekocht« werden, die etwas vom Fach, aber ebenso von gesunder Ernährung verstehen. Immerhin liegt das Wohl und Wehe der Familie an fünf Tagen der Woche spätestens beim Mittagessen im Betrieb, in der Schule oder in der Kindereinrichtung in ihren Händen, und auch an Wochenenden und im Urlaub essen wir oft »auswärts«. Es spricht sich schnell herum, wo gut gekocht wird.

Gaststätten mit guter Küche erfreuen sich regen Zuspruchs. Es gibt zahlreiche Wettbewerbe um begehrte Prädikate der Gastlichkeit.

Darüber, welche Qualitäten ein guter Koch besitzen sollte, ist schon viel orakelt worden. Unter den zahllosen Anwärtern, die sich bemühen, die Beschaffenheit eines Kochs zu analysieren, befindet sich auch eine französische Dame, die von Berufs wegen französische Meisterköche ins Ausland »exportiert«.

»Es gibt zwei Typen von Köchen«, behauptet sie, »den dicken, fröhlichen und liebenswerten und den dünnen, trockenen, sehr feinen. Letzterer ist meist ein besserer Organisator als ein Koch. Besonders gefragt sollen Köche sein, die als Konditor angefangen haben, sie sind ungemein genau und haben künstlerische Phantasie.« Aber eine alte Volksweisheit will es genau umgekehrt sehen: »Ein Konditor wiegt ab, ein Koch hat es in den Fingerspitzen.«

Rosa Lewis, die um die Jahrhundertwende verstand, Londons Feinschmecker in ihren Bann zu ziehen, behauptete, Kochen sei eine Frage der Persönlichkeit. Wenn zwei dasselbe kochen, meinte sie, ist es noch längst nicht dasselbe. Warum nicht? »Weil ein Koch mehr Persönlichkeit, mehr Vitalität, mehr Courage hat als der andere. Man wird nur gut kochen, wenn man seine ganze Seele in den Kochtopf wirft.« Zweifellos glaubte Miss Rosa, daß sie selbst über die nötigen Qualitäten verfüge.

Was es wirklich bedeutet, Koch zu sein, hat wohl keiner mit so lyrischen Worten in Szene gesetzt wie der Kunsthistoriker John Ruskin:

»Es bedeutet, daß man alle Zaubertricks der Medea, der Circe, der Calypso und der Königin von Saba beherrscht.

Es bedeutet, daß man genau Bescheid weiß über alle Kräuter und Früchte, über alle Wohlgerüche und Gewürze, über alles, was heilsam und süß in Trauben und schmackhaft im Fleische ist.

Es bedeutet Sorgfalt und Erfindungsgabe, guten Willen und Bereitschaft, alles Wissen richtig anzuwenden.

Es bedeutet Sparsamkeit einer Großmutter, Beherrschung aller Errungenschaften der modernen Chemie, französischen Kunstsinn und arabische Gastlichkeit.

39

Und letzten Endes bedeutet Kochkunst: Du mußt dafür sorgen, daß jeder auch etwas Anständiges zu essen bekommt.«

Wir gewöhnliche Sterbliche bringen es weniger lyrisch auf eine Formel: »Allein durch Kochen wird man Koch.«

Zweifellos ist aber das Kochen nicht einfach. »Seine Nahrung zubereiten kann jeder, aber ein Koch ist er dann noch lange nicht. Kochen ist Handwerk und Kunst«, antwortete ein Mitarbeiter im Zentralinstitut für Ernährung in Bergholz-Rehbrücke auf die Frage, ob jeder ohne weiteres gut kochen kann.

In einer alten Quelle steht dazu: »Koch heißt zwar eine jegliche Person, welche durch die Erfahrung erlernet, wie man mit denen Speisen in den Küchen umzugehen, daß sie vermittelst der daran gehörigen Gewürtz und anderer Zubereitung sowohl einen guten Geschmack bekommen, als auch eine gute Nahrung geben mögen. Insonderheit aber versteht man darunter einen in dieser Kunst als erfahrenen guten Menschen, der nicht nur eine Erkenntniß von der Natur und Eigenschafft derer so viel und mancherley Arten Speisen besitzet, sich auf die niedlichen Bißgen wohl verstehet, und eine kluge Wahl unter ihnen anzustellen weiß, sondern auch nach der Vorbereitung eine jede Art insbesondere auf ganz verschiedene Manier, bald auf diese, bald auf eine andere Weise wohlschmeckend und daneben zierlich zuzubereiten und auszuputzen geschickt ist.«

Es ist kein Wunder, wenn gute Köche oft ebenso leidenschaftlich verehrt wurden (und werden) wie Musiker, Bildhauer, Maler, Schriftsteller. Viele Künstler haben das Essen in ihre Bilder, ihre Bücher und auch in ihre Musik gebracht. In einigen Ländern liefen die Köche selbst Ministern den Rang ab, was ihre Beliebtheit betraf. Zu Zeiten des Sonnenkönigs Ludwig XIV. konnte ein Koch, der eine gute Soße gemacht hatte, über Nacht zum Minister ernannt werden. Genügten die hochherrschaftlichen Köche dem Geschmack ihrer Herren, wurden ihnen hohe Belohnungen zuteil, aber im entgegengesetzten Fall mußten sie auf Strafe und Entlassung gefaßt sein. Zu Lukullus' Zeiten, als Sklaven das Kochen besorgten, mußte ein Koch, der seinen Herrn erzürnte, damit rechnen, in kochendes Öl geworfen zu werden. So rabiat geht man heute zum Glück nicht mehr vor. Aber daß ausgewogen zusammengestellte, appetitliche Mahlzeiten viel Ein-

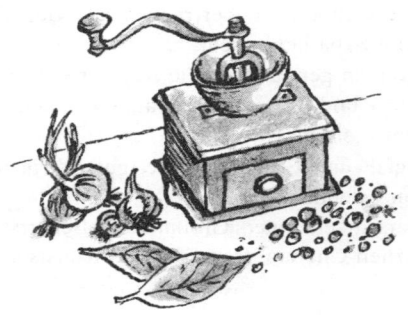

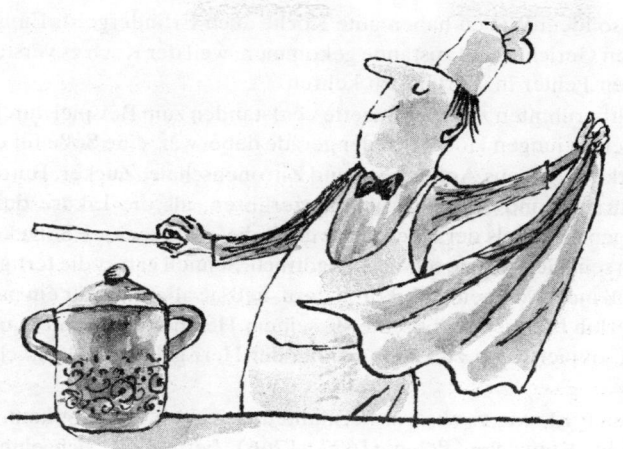

fluß auf körperliches Wohlbefinden und Leistungsfähigkeit haben, ist bekannt, und die Kochkunst hat an Bedeutung keineswegs verloren.

Gibt es bestimmte Speisen, die als Prüfstein für die Kochkunst gelten? Auch darüber herrscht viel Streit. »Eh du einen Koch beschieden, gib ihm erst ein Ei zu sieden, kann er's, bist du stets zufrieden«, raten die einen. »Nein«, widersprechen die anderen, »nicht Eier, sondern Saucen geben den Ausschlag«, und sie stützen sich auf Brillat-Savarins Meinung, Koch könne man werden, zum Saucenkünstler müsse man geboren sein.

Der französische Staatsmann (und Feinschmecker) Talleyrand (1754–1838) soll sich einmal ironisch zu den Soßen, die zweifellos zur Spitzenleistung eines Kochs gehören, geäußert haben: in Frankreich gäbe es drei Regionen und dreihundert Saucen, in England dagegen dreihundert Regionen und nur drei Saucen. Zum Glück kannte Talleyrand unsere »Einheitssoße« nicht!

Aber im Bestreben, die Kochkunst zu modernisieren, läßt man heutzutage auch bei uns von altmodischen Grundsoßen – von sämigen Mehlschwitzen ganz zu schweigen. Gute Köchinnen und Köche benutzen vorwiegend leichte Brühen aus Fleisch, Geflügel, Wild oder Fisch, bereiten Soßen frisch aus etwas Butter, frischer Sahne, Gewürzen und Gemüse zu. »Der Gemüsekorb ist die Zuckerdose für den Soßenmacher«, dieses alte Sprichwort kommt auch bei uns allmählich wieder zu Ehren.

Aber was nützt die feinste Soße, die bestgewürzte Speise, wenn alles übrige totgekocht, müde und fade vor uns auf dem Teller liegt? Die Kunst des Kochens besteht auch darin, das ganze Menü mit dem besten Aroma, dem höchsten Nährwert, der rechten Konsistenz und einer freundlichen Farbe auf den Tisch zu bringen. Fleisch, Fisch, Gemüse dürfen aus moderner Sicht nicht zu lange gekocht werden, wie das früher meist üblich war. Der Fisch soll ruhig fest an der Gräte hängen, der Blumenkohl zwischen den Zähnen noch ein wenig knacken. 41

Neben solidem Wissen haben gute Köche auch Erfindergeist. Einige der berühmtesten Gerichte sind zustande gekommen, weil der Koch es verstanden hat, die eigenen Fehler in Vorteile zu kehren.

Die weltberühmten »Crêpes Suzette« entstanden zum Beispiel durch das Verschulden eines jungen Hofkochs, der gerade dabei war, eine Soße für die Crêpes – die Eierkuchen – aus Apfelsinen- und Zitronenschale, Zucker, Butter, Maraschino, Curaçao und Kirsch zusammenzurühren, als die Liköre durch Zufall Feuer fingen. Aber als der Koch verzweifelt die »verbrannte« Soße kostete, erhellte sich sein Gesicht, sie schmeckte göttlich. Schnell gab er die fertigen Crêpes hinein, goß mehr von beiden Likören dazu, ließ sie abermals für ein paar Sekunden lichterloh brennen und tischte sie seinem Herrn auf, der mit einem jungen Mädchen soupierte. Ihr zu Ehren nannte der Herr galant das köstliche Gericht »Suzette«.

Interessant ist, wie es zu dem berühmten Dessert »Savarin« kam. Stanislaw Leszczyński, König von Polen (1677–1766), beträufelte sich einmal seinen ziemlich trockenen Gugelhupf mit Rum. Dies wurde sofort sein Lieblingskuchen, und Geschichtsschreiber behaupten, er habe ihn nach dem Helden seiner Lieblingslektüre aus »1001 Nacht« Ali Baba getauft. Zu Beginn des 19. Jahrhunderts wurde der Kuchen in Paris zur Manie, aber man ließ das »Ali« weg. Einige Jahrzehnte später buk ein französischer Bäcker aus dem gleichen Teig, bloß ohne Rosinen, einen Kuchen, gab ihm eine andere Form und nannte ihn nach dem Feinschmecker Brillat-Savarin. Im Laufe der Zeit verlor auch dieses Gebäck einen Teil seines Namens und heißt bis heute Savarin.

Ein Geschichtchen gibt es auch zum »Pfirsich Melba« (der original allerdings etwas anderes ist als das in unseren Milchbars übliche »Speiseeis mit Pfirsich und Sahne«). Der Küchenchef des Savoy-Hotels in London, Auguste Escoffier, hat ihn Anfang des Jahrhunderts zu Ehren einer australischen Sängerin aus Melbourne, die sich Nellie Melba nannte, erfunden. Ein aus rohem Eis geschnitzter Schwan, sinnige Anspielung auf die Oper »Lohengrin«, in der die Melba Triumphe feierte, war Mittelpunkt seines süßen Kunstwerks. Um den Schwan gruppierte er in Zucker gedünstete Pfirsichhälften, die auf Vanilleeis gebettet waren. Später verfeinerte der Meister das Rezept noch mit Himbeermus und Mandelsplittern. Schlagsahne haben andere erst viel später dazugemogelt.

Einem guten Koch wird also ziemlich viel abverlangt: Er muß sein Handwerk beherrschen, Phantasie haben, das Geschick, Fehler in Vorzüge zu verwandeln. Und er sollte es sich verkneifen, seinen Gerichten hochtrabende Bezeichnungen zu geben. Klassische Gerichte sollten beim Namen genannt werden, damit jeder weiß, woran er ist.

»Wir werden unsere Speisekarte veredeln«, sagte der Koch zum Gast. »Von jetzt an wird Gulasch ›Potpourri Royale‹ heißen.« – »Wird es so wie immer schmecken?« fragte der Gast. »Aber natürlich«, antwortete der Koch, »wir veredeln nur die Speisekarte, nicht die Speisen.«

Spruchweisheiten

In Fragen des Geschmacks
hat man weder Bruder noch Freund.
Russisch

Lieber eine klare Brühe als ein reines Gewissen.
Volksmund

Hüte dich vor einem guten Koch
und einer jungen Frau.

Der liebt mich auf die reche Art,
der mir den Bauch füllt.
Englisch

Der Bauch versteht keinen Spaß.
Jugoslawisch

Dem Hungrigen ist ein gackerndes Huhn lieber
als eine flötende Nachtigall.
Portugiesisch

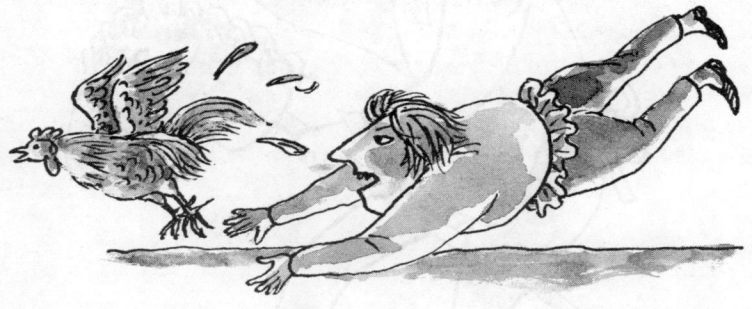

Hobbyköche

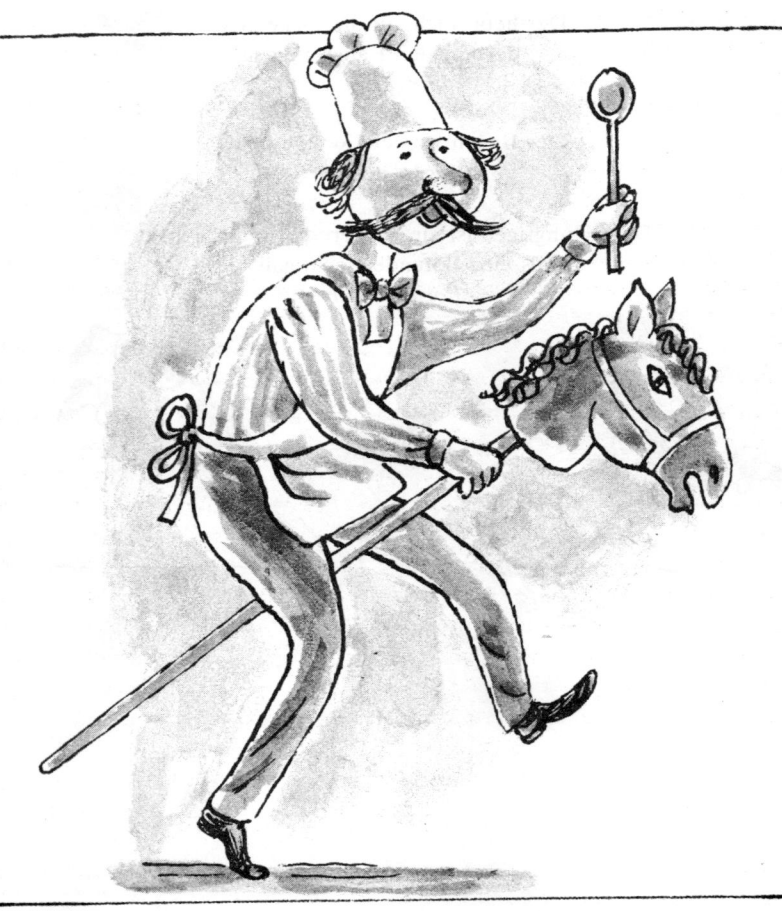

Männer sind meist fest davon überzeugt, daß Frauen kochen können. »Wenn eine Ehefrau nicht kochen kann, wird es immer Ärger geben«, antwortete ein 34jähriger Mann einem Reporter auf eine diesbezügliche Frage. Eine allgemeine Einstellung oder mehr eine persönliche Haltung? Öffentliches Lob für die Kochkunst einer Frau scheint jedenfalls noch nicht allzu häufig zu sein. Kocht dagegen ein Mann, wird er als »Hobbykoch« bewundert.

Es gibt Tausende von Frauen, die glänzend kochen. Auch Tausende Männer kochen glänzend, aber viele von ihnen sind Junggesellen. Gilt ihre raffinierte Kochkunst vielleicht nur dem Ziel, begehrenswerte Mitglieder des anderen Geschlechts an ihren Tisch zu locken? Welch sinnvolle Unterstützung des einen Hobbys durch das andere!

Einer, der sich selbst zu Recht als »Familienvater von Profession« betrachtete, war Matthias Claudius. Er kochte seiner Frau, während sie im Wochenbett lag, Biersuppe, fütterte die Kleinen, unterrichtete daneben die Größeren und schrieb außerdem noch Gedichte. Zum Glück treten auch bei uns immer mehr Männer, vor allem unter den jüngeren, in bezug auf hauswirtschaftliche Fähigkeiten in seine Fußstapfen.

Aber in der Regel kochen verheiratete Männer noch immer seltener als ihre Frauen. Professor Dathe, Direktor des Berliner Tierparks, nach seinem Lieblingsgericht und ob er es selber zubereiten könne, befragt, antwortete rundheraus: »Löffelgerichte, denn sie sind zeitsparend, aber selbst zubereiten?! – Nein, schließlich bin ich verheiratet.« Der Präsident der Akademie der Wissenschaften der DDR, Prof. Scheler, liebt Thüringer Klöße. »Aber die Zubereitung beherrsche ich nur in der Theorie.« Viele Männer haben mehrere Lieblingsgerichte, die sie aber nicht selber zubereiten, weil sowohl Zeit als auch Können fehlen – oder die Lust?

Sind Frauen mitunter nicht selbst schuld, wenn sich ihre Männer nur ungern an den Herd stellen? Sie beobachten kritisch jeden Handgriff und sparen mit Lob – selbst wenn das Gericht so gut ist, daß es jedem Wettbewerb standhalten würde. Ob sie Angst haben, ihre »Domäne« zu verlieren, und vielleicht fürchten, statt dessen das Fahrrad putzen oder das Auto waschen zu müssen? In einer Umfrage, welche Rolle die Kochkünste des Mannes für die Liebe der Frau spielen, antwortete eine junge Telefonistin aus Schmalkalden: »Gar keine, denn er würde sogar den Kaffee anbrennen lassen.« Der sowjetische Kosmonaut Alexej Leonow sagte: »Daß ich gut kochen kann, behaupten alle meine Freunde außer meiner Frau«, und gab sein bestes Pelmenirezept der Öffentlichkeit preis.

Aber zum Glück mehren sich die Frauen, die sich aufrichtig freuen, wenn ihre Ehemänner kochen, und das auch zugeben. Brunhilde Hanke, Oberbürgermeister der Stadt Potsdam, räumt ihrem Mann gerne das Feld in der Küche: »Ich esse gerne, und es gibt kaum etwas, was ich nicht mag. Ein ausgesprochenes Lieblingsgericht habe ich nicht. Kochen kann ich alles, aber mein Mann kocht fast noch besser, weil er sich intensiv mit den Gewürzen vertraut gemacht hat. Und von ihnen hängt ja bekanntlich der ›Pfiff‹ jeden Gerichtes ab.«

Frauen sollten mit jenen Ehemännern, die sich hinter Hilflosigkeit verstecken und »in die Röhre gucken«, während sie kocht, etwas strenger umgehen. Ob Gäste kommen oder nicht, das Zepter in der Küche sollte mal der eine und mal der andere führen. So ein kleiner familiärer Wettbewerb spornt dazu an, ständig etwas Neues auszuprobieren, abgesehen davon, daß jeder nach einer kleinen Ruhepause wieder viel lieber kocht.

Kochen wird in vielen Familien mehr und mehr zum Vergnügen. Hobbyköche, die aus purem Spaß kochen, haben noch ein zusätzliches Vergnügen: Sie essen gut.

Wie jedes Hobby braucht auch das Kochen Zeit. Wer aber Zeitmangel vorschiebt, übersieht, daß hier das Angenehme mit dem sowieso Notwendigen verbunden wird. Und das spricht mehr fürs Hobby-Kochen als dagegen. »Die Leute, die niemals Zeit haben, tun am wenigsten.« Diese Feststellung Lichtenbergs ist – wenn wir ganz ehrlich sind – schwerlich von der Hand zu weisen.

Hobbyköche gibt es in allen Berufssparten. Aber »Kochen erfordert Phantasie. Ebenso wie das Schreiben von Büchern. Da hast du den Grund: Nur phantasielose Menschen können nicht kochen«, meint Harry Thürk in seinem Buch »Der Gaukler«.

»Kochen hat sehr viel mit Kunst zu tun«, sagte die Schauspielerin Käthe Reichel bei Gesprächen über Kunst und Kochen. »Brecht hat mir mal darüber einen Vers geschrieben: Erst üb dich, dann greif zu den Sternen. Wer kochen kann, kann kochen lernen!«

Goethe, der sehr gern zum Kochlöffel griff und täglich den Küchenzettel seines Hauses am Frauenplan in Weimar selbst bestimmte, hat noch als 80jähriger einen Salat aus eingemachten Gurken erfunden.

Kochen und Komponieren passen offensichtlich ebenfalls gut zusammen. Auch das Kochen erfordert »musikalische« Eigenschaften. Rossini ist in die Geschichte der Kochkunst gleichermaßen eingegangen wie in die Musikgeschichte.

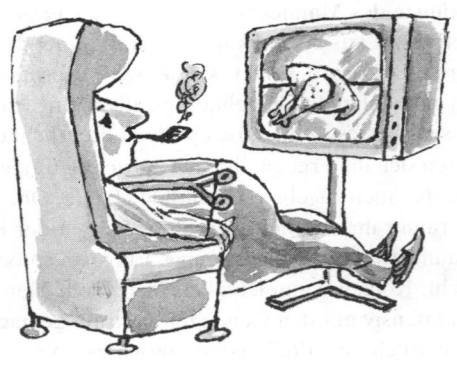

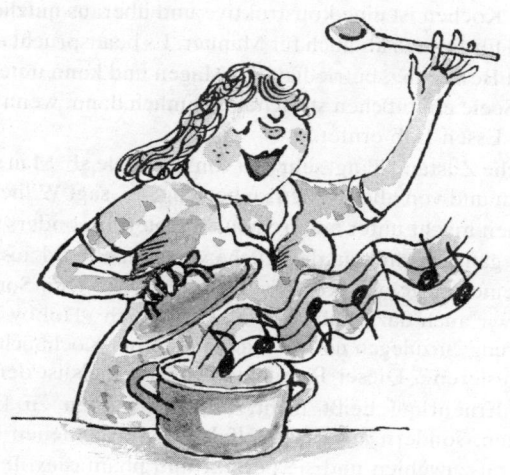

»Falsche Gewürze tun ebenso weh wie falsche Töne, und falsche Mengen stören die Harmonie«, war sein Standpunkt. Kochen habe ihn im übrigen mehr interessiert als das Komponieren, soll er offen zugegeben haben! Es kursieren auch bis heute einige nach dem großen Sänger Caruso bezeichnete Rezepte. Aber wie er selbst einmal im Freundeskreis gestanden haben soll, war keine der nach ihm benannten Speisen von ihm selbst erfunden worden.

Die meisten, die aus Vergnügen kochen, sind von Natur aus neugierig. Sind sie bei Gleichgesinnten zu Gast, so werfen sie gern einen Blick in sämtliche Töpfe und Gewürzdosen. Besonders glücklich sind sie, wenn es ihnen gelingt, dem Schlußakt der Zubereitung in der Küche beizuwohnen. Die meisten Gastgeber komplimentieren ihre Gäste jedoch spätestens zu diesem Zeitpunkt aus der Küche hinaus. Dann ist beim Essen der rechte Augenblick abzupassen, um dem Gastgeber das Rezept für dieses oder jenes der aufgetischten Gerichte abzulisten oder wenigstens ein paar neue Küchentricks zu erfahren.

Wer gern ißt und kocht, dem fällt es meist nicht schwer, eine Speise, die ihm woanders besonders gut geschmeckt hat, aus dem Gedächtnis nachzukochen. Zwar kennt er die Zutaten nicht im einzelnen, aber er weiß, wie die Speise schmecken muß. Nicht selten gelingt ihm beim Nachkochen eine noch bessere eigene Variante. Jedenfalls glaubt er das im Innersten seines Herzens. Wer nimmt es ihm übel, wenn er dann in seine eigene Schöpfung so verliebt ist, daß er den eigentlichen Erfinder darüber ganz vergißt und das Rezept als seine ureigenste Erfindung stolz weitergibt.

Leuten, die in ihrer Freizeit leidenschaftlich gerne am Herd stehen, macht das Kochen oft mehr Spaß als das Essen. Für jemand anderes zu kochen ist sicher kein schlechter Beweis der Zuneigung, der Bewunderung oder der Liebe. 47

Eins ist sicher: Kochen ist eine konstruktive und überaus nützliche häusliche Aktivität, sowohl für Frauen als auch für Männer. Es beansprucht die Phantasie, hält die Hände in Bewegung, befriedigt den Magen und kann unter Umständen auch die eigene Seele ein bißchen streicheln, nämlich dann, wenn man nach einem gelungenen Essen Lob erntet.

»Der körperliche Zustand hängt sehr viel von der Seele ab. Man suche sich vor allem zu erheitern und von allen Seiten zu beruhigen«, sagt Wilhelm von Humboldt. Und Kochen macht unter anderem auch heiter, besonders wenn sich am Wochenende die ganze Familie in der Küche versammelt und aus der täglichen »Pflichtübung« eines einzelnen Kochspaß für alle wird. Den Sonnabend oder Sonntag sollten wir auch dazu nutzen, um gelegentlich »Hobby-Kochtage der gesunden Ernährung einzulegen und an Hand moderner Kochbücher unsere Eßsitten zu modernisieren«. Dieser Ratschlag Prof. Haenels ist der Beherzigung wert! Gesunde Ernährung heißt nicht, nur Radieschen zu knabbern und Joghurt zu trinken, sondern aus der Vielfalt der vorhandenen Nahrungsmittel die richtigen auszuwählen und sie perfekt und phantasievoll zuzubereiten.

Jeder Amateurkoch hat seine »Spezialstrecke«, aber auch seine schwache Seite, seine Achillesferse. Und meistens geht gerade dann etwas schief, wenn mehrere Gäste ins Haus stehen. Immerhin ist es ein Unterschied, ob wir für vier oder acht Personen kochen, ob wir ein einziges Gericht zubereiten oder ein ganzes Menü. Selbst ein einfaches, mit Wein zubereitetes Fleisch-Stew, dem eigentlich so leicht nichts passieren kann, verliert sein Aussehen und sein Aroma, wenn es zu lange im Backofen steht. Ein guter Koch muß unpünktliche Gäste mit einkalkulieren! Das sollte jedoch nicht dazu führen, daß das Essen – und sei es noch so gut – so spät aufgetragen wird, daß den Gästen der Appetit durch zu viele Aperitifs und Knabbereien schon fast vergangen ist.

Wer gerne kocht und Freunde bewirtet, aber noch nicht allzuviele Erfahrungen hat, sollte möglichst nicht versuchen, es gleich mit einem »alten Hasen« aufzunehmen, sondern zunächst mit einfachen Gerichten beginnen und sich erst allmählich an Komplizierteres wagen.

Mit einem perfekten Omelett oder mit einem großen, bunten Salat, der Phantasie beweist, kann man durchaus Ehre einlegen. Wer sich vor Fleischgerichten fürchtet, sollte es mit Gehacktem versuchen. Mit Tefteli, den russischen Fleischklößchen, mit Chili con carne oder Spaghetti Bolognese kann jeder Gastgeber beeindrucken. Es ist auch nicht schwer, eine Forelle zu grillen und mit Butter, Zitrone und Petersilienkartoffeln anzurichten. Auch unter den süßen Speisen gibt es viele, die nicht unbedingt lange Erfahrung voraussetzen und trotzdem Eindruck machen: traditionsreiche Desserts wie Wein- oder Schokoladencreme schmecken dem verwöhntesten Süßmaul. – Und geht doch einmal etwas schief, dann tröste man seine Gäste mit dem Hinweis auf Wilhelm Busch: »Enthaltsamkeit ist das Vergnügen an Dingen, welche wir nicht kriegen.«

Spruchweisheiten

Ich wollte, meine Lieder,
Das wären Erbsen klein:
Ich kocht' eine Erbsensuppe,
Die sollte köstlich sein.
Heinrich Heine

Köche sterben niemals Hungers.
Russisch

Einige sind geborene Köche,
einige werden zu Köchen.
Den meisten wird das Kochen aufgedrängt.

»Es kommet alles auf die Bereitung an«,
sagte Hans und spickte eine Kröte.

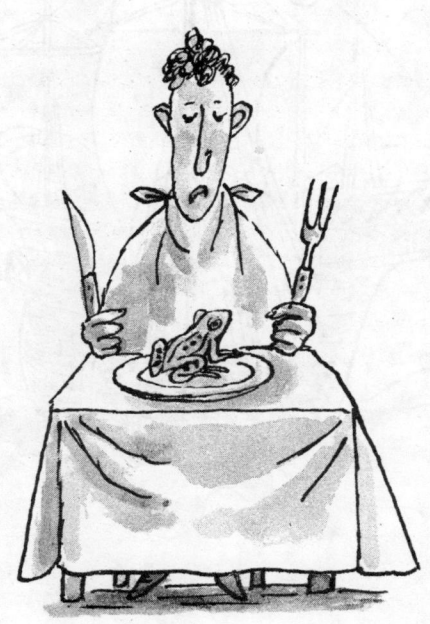

Gewürze sind Paradieskörner

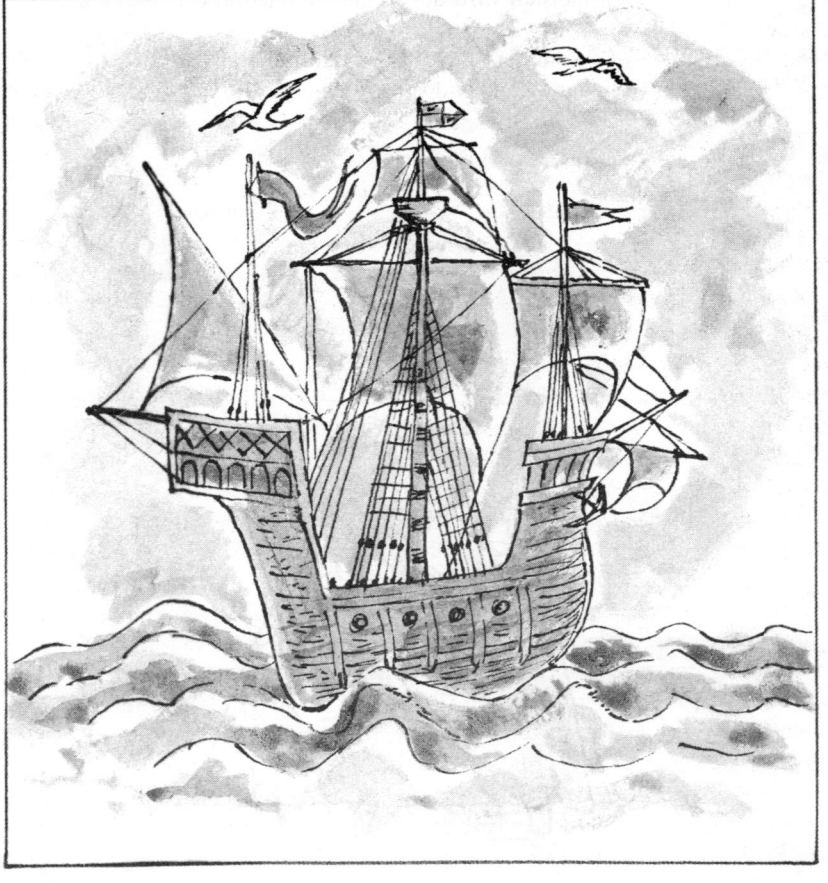

Gewürze sind wieder »Mode«. Doch ein dekoratives Regal mit hübsch beschrifteten Gewürzdosen in der Küche läßt noch lange nicht auf einen Menschen schließen, der ihren Inhalt zu gebrauchen weiß.

Der Grund, warum bei so vielen Leuten die gefüllten Gewürzdosen leider oft nur modisch diktierte Dekoration bleiben, ist meistens Unsicherheit. Viele wissen nicht, wozu sie welches Gewürz verwenden sollen, und greifen aus Angst, etwas Falsches zu nehmen, und aus Gewohnheit lieber zu Pfeffer und Kümmel und stellen den Senftopf auf den Tisch. Dabei ist es mit dem Würzen wie mit dem Kochen: Nur durch Kochen wird man Koch, nur durch Würzen – Würzmeister.

Nicht wenige, die noch immer den vielfältigen Gebrauch von Gewürzen ablehnen, verwenden statt dessen reichlich ausgerechnet das uns wenig zuträgliche Salz. Gewiß, es verlangt uns nach Salz. Aber unser Geschmack ist erworbener Geschmack. Um den Salzbedarf zu befriedigen, brauchten wir das Essen überhaupt nicht zu salzen. Denn Salz verbirgt sich in vielen Nahrungsmitteln, auch in solchen, die keiner für salzig halten würde, in Brot, Fisch oder Pudding. Manches davon enthält sogar mehr Salz als eines, das ganz offensichtlich salzig schmeckt.

Zu hoher Salzverbrauch schadet dem Körper, geht meistens einher mit hohem Blutdruck und zu starker Belastung für Herz und Kreislauf! Nach neueren Untersuchungen ist die Nahrung der Nordjapaner gegenwärtig am stärksten versalzen (sie konsumieren bis zu 40 g Salz je Kopf und Tag). Die Eskimos, die Kochsalz meiden und insgesamt nur etwa 5 g am Tag verzehren, kennen dagegen derartige Leiden praktisch nicht. Der behutsame Hinweis von Ernährungsexperten, »Salzstreuer vom Tisch!« oder »Salz bewußt einkaufen!«, hat seine Berechtigung. Schinken, Wurst und einige Käsesorten sind schon allein wahre Salzoasen! Für einen guten Koch ist es ein Armutszeugnis, Salz anstelle von Gewürzen zu verwenden. Überall dort, wo der Salzstreuer dennoch auf dem Tisch steht, sollten wir uns wenigstens abgewöhnen, eine Speise gedankenlos mit Salz zu bombardieren, bevor wir sie überhaupt probiert haben.

Speisen, denen noch etwas zur Geschmacksabrundung fehlt, können wir kurz vor dem Servieren mit den verschiedensten Gewürzen abschmecken, mit Kräutern, mit Knoblauch, mit Zitronensaft oder mit Früchten. Knoblauch-, Sellerie- und Zwiebelsalz sind dagegen mit Vorsicht zu genießen. Vorsicht auch beim Frühstücksei! Wissenschaftler haben ermittelt, daß wir dabei im Durchschnitt mehr Salz mitessen, als wir tatsächlich je Tag brauchen.

Unvernünftig und phantasielos gehen wir leider auch noch mit einem anderen weißen »Würzmittel« um – dem Zucker. So manches übersüßte Kompott und Dessert würde nicht nur dem Körper besser behagen, sondern auch der Zunge, schmeckte es anstelle von »nur« süß zum Beispiel mehr nach Vanille, Zimt oder Ingwer.

Im Gegensatz zu früheren Zeiten, wo Zucker noch Apothekerware war und sein hoher Preis von zu reichlichem Verbrauch abhielt, nehmen wir heutzutage weit mehr Zucker, Süßigkeiten, Kuchen und Feinbackwaren zu uns als Brot und

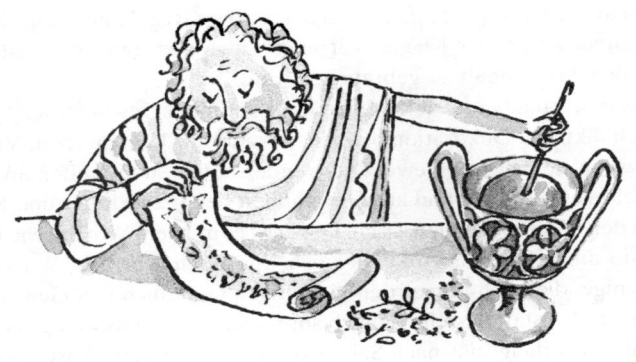

überladen damit den Körper mit diesem joulereichen, nährstoffleeren Kohlenhydrat, das dem Stoffwechsel, der Figur und den Zähnen Negatives einträgt.

Wenn wir uns in alten Schriften, handschriftlichen Rezeptsammlungen oder alten Kochbüchern über den Gebrauch von Kräutern und Gewürzen der Völker informieren, sind wir immer wieder über den »Gewürzsinn« der Alten erstaunt. Man kannte vor etwa 3000 Jahren schon fast alle Gewürze, die auch heute noch im Gebrauch sind. Ob es sich um den Nachlaß der Babylonier, Perser, Griechen oder Römer handelt, überall begegnen wir interessanten und oft auch sehr kühnen Würzvorschriften. Selbst Feinheiten – beispielsweise, daß frisch gemahlener Pfeffer am besten schmeckt und duftet – waren den römischen Köchen bekannt. Vermutlich haben auch bereits die altsteinzeitlichen Jäger gemerkt, daß ihr rohes Mammutfleisch besser schmeckte, wenn sie es zusammen mit einer Meerrettichwurzel, ein paar frischen Wildkräutern, ein paar Kümmelkörnern, den Knollen oder Früchten einiger Pflanzen verzehrten.

Zu den ältesten Gewürzen gehören unter anderem neben Kümmel, Mohn und Engelwurz, Anis, Nelken, Knoblauch, Ingwer, Zimt, Muskat, Macis (Muskatblüte), Koriander und Sesam. Viele Gewürze benutzte man nicht nur fürs Essen, sondern auch zu kultischen oder religiösen Zwecken – wie etwa Lorbeer oder Sellerie –, viele für Heilzwecke, aber auch für Zauberei und Hexenküchen.

Im Mittelalter, als die Gewürze in Europa sündhaft teuer waren (da sie auf weitem, gefahrvollem Weg aus Indien und dem Vorderen Orient nach Europa kamen), benutzten begüterte Prahlhänse sie, um damit ihren Reichtum zu demonstrieren. Ein Pfund Muskat kostete immerhin soviel wie sieben Ochsen. In fürstlichen Häusern oder bei Kaufleuten, die deshalb auch als reiche »Pfeffersäcke« bekannt waren, trug man Gewürze gleich pfundweise auf und verstreute sie sogar in den Wohnräumen, um einen angenehmen Duft zu erzeugen. Reiche Damen versuchten, sich mit Gewürzen im Hemd, in den Achselhöhlen und Kniekehlen mit besonderem Duft zu umgeben. Seife gab es damals noch nicht.
52 Und das Waschen war gerade außer Mode!

Auf der Hochzeit Karls von Burgund im Jahre 1468 sollen die Köche unter anderem kiloweise Pfeffer verbraucht haben. Es galt als vornehm, die Speisen zu verpfeffern und zu überwürzen, so daß niemand mehr herausschmecken konnte, was er eigentlich zwischen den Zähnen hatte. Wenn den Gästen hinterher der Mund wie ein Spezereiwarenladen roch und es ihnen in der Kehle wie Feuer brannte, waren die eitlen Gastgeber zufrieden. Gemüse mußte nach Pfeffer schmecken, Fleisch nach Ingwer und das Dessert nach Muskat. Die begehrten, stark belebenden Krafttränke, die auf Honig basierten, wurden erst dann für gut befunden, wenn niemand mehr herausfand, welche Gewürze dominierten, ob Moschus, Ambra, Rosen, Veilchenblätter, Majoran, Geißblatt oder Zimt.

Neben den verschiedenen Gewürzen verwendete man auch schon Datteln, Feigen, Rosinen, Korinthen, Mandeln und Erdnüsse, und zwar für Fleisch- und Fischgerichte, für Würzkuchen und Pasteten. Speisen mit Kräutern, Wurzeln oder Blumen zu färben, gehörte ebenfalls zum täglichen Handwerk erfahrener Würzmeister.

Der hohe Verbrauch von Gewürzen in alten Zeiten ist aber auch darauf zurückzuführen, daß man den Geruch des nicht immer ganz frischen Fleisches zu maskieren suchte und das schnelle Verderben der Lebensmittel verhindern wollte, Gewürze also zum Konservieren nutzte. Aber zweifellos brachten Gewürze auch Abwechslung in die einseitige Nahrung aus Getreide und Hülsenfrüchten und allenfalls noch aus gesalzenem Fleisch und getrocknetem Fisch.

Im Laufe der Jahrhunderte erlebte der Gewürzhandel Zeiten des Verfalls und des erneuten Aufschwungs. Gewitzte Kaufleute versuchten, teure Gewürze mit allerlei Surrogaten zu vermischen. Mäusedreck soll besonders gefragt gewesen sein, wie ein alter Spruch zeigt: »Es ist kein Kaufmann / der nit Mäusedreck for indisch Pfeffer verkauffen kann.«

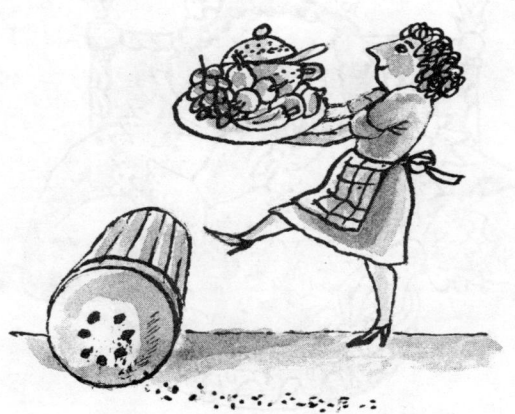

Dennoch haben die Gewürze niemals ihre Anziehungskraft eingebüßt. Sie wurden mit Gold aufgewogen, kamen kostbaren Juwelen gleich, boten Anlaß zu Kriegen, dienten als Lösegeld und Abgaben an Schuldner und waren begehrter Teil königlicher Geschenke.

Als der Portugiese Vasco da Gama Ende des 15. Jahrhunderts den langge-suchten Seeweg nach Indien entdeckte, erlitten die arabischen Händler, die Sul-tane Ägyptens, die Zollbeamten Alexandriens und die Händler aus Venedig (dort war einer der Hauptumschlagplätze für den Gewürzhandel mit Europa) eine empfindliche Schlappe. Die Portugiesen und später die Holländer stiegen ins Gewürzgeschäft ein. Im 17. Jahrhundert war der europäische Gewürzmarkt ge-sättigt. In höfischen Kreisen war man der pfundweisen Verwendung der Ge-würze ohnehin bald überdrüssig. Es setzte sich der Wunsch, den Eigenge-schmack der Speisen zu genießen, wieder durch. Der Genuß von Kaffee, Tee und Schokolade trat an die Stelle der Würzweine und scharfen Tränke reicher Euro-päer. Für das einfache Volk aber waren Preise für Gewürze immer noch »gepfef-fert«, es nutzte deshalb um so mehr einheimische Kräuter, die es selbst anbaute: Majoran, Petersilie, Thymian, Basilikum und Minze, Beifuß, Sellerie, Zwie-beln, Dill, Kerbel und auch Pilze.

Aus dieser Zeit sind uns viele einfache, aber würzige und schmackhafte Ge-richte aus der Küche des Volkes mit wildwachsenden Kräutern erhalten geblie-ben, die es wert sind, gelegentlich nachgekocht zu werden.

Wir haben, was den zweckmäßigen Gebrauch von Gewürzen anbetrifft, noch immer Nachholebedarf. Dabei verfügen die Gewürze über sehr förderliche Ei-genschaften. Sie beeinflussen den Geruchs- und Geschmackssinn, wecken den Appetit, fördern auch die Verdauung und den gesamten Stoffwechsel. Einige

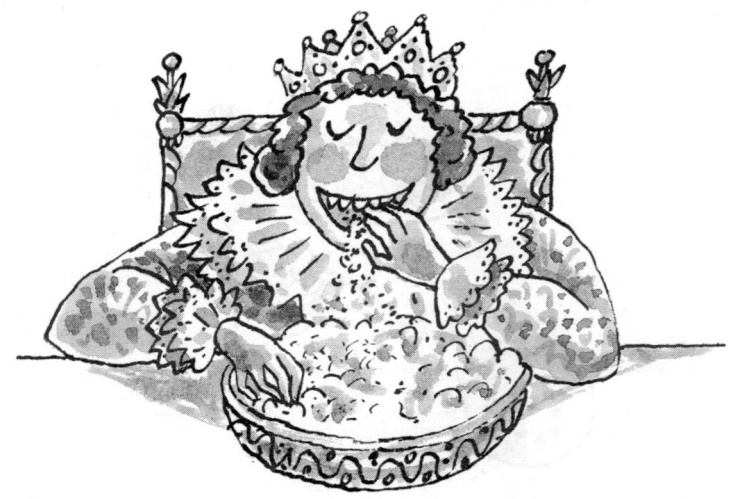

beruhigen unsere Nerven, andere regen die Nerventätigkeit an. Das Wissen um die positive Wirkung der Gewürze auf den Organismus basiert auf jahrhundertealten Erfahrungen und Beobachtungen, aber auch auf neuesten wissenschaftlichen Erkenntnissen.

Wer sich einmal selbst beobachtet, wenn er gewürzte Speisen ißt, kann unter anderem feststellen, daß Gewürze den Speichelfluß erhöhen. Wir brauchen nur ihren Duft einzuatmen oder ihren Geschmack auf der Zunge zu haben, und schon »läuft uns das Wasser im Munde zusammen«. Wissenschaftlich gesehen ist dies das sichere Anzeichen für den Beginn der Umsetzung gewisser Speisen im Mund. Kommt zum Beispiel Senf mit Speichel in Berührung, wird dadurch ein Ferment, das scharf schmeckende Senföl, abgespalten. Dieses beschleunigt die Sekretion von Magensaft und wirkt antibakteriell auf den aufgelockerten Speisebrei. Nach neueren Erkenntnissen soll Senf auch die Konzentrationsfähigkeit erhöhen. Wer könnte das nicht gebrauchen?

Über die Rolle der Gewürze für die Gesundheit hat es in der Vergangenheit oft die widersprüchlichsten Dispute gegeben. Die Frage, ob Pfeffer schädlich sei, bewegt bis heute manche Gemüter. Auch hält sich noch immer die Meinung, Pfeffer verbrenne die Eingeweide! Selbst dem Paprika und Senf dichten besonders Mißtrauische gerne eine schädliche Wirkung an. Dabei ist das Gegenteil der Fall, sofern sich der Verbrauch in normalem Rahmen hält. Die genannten Gewürze wirken bei schwerverdaulichen Speisen sogar mehr oder weniger verdauungsfördernd. Paprika mit den Vitaminen C und P enthält nach neuesten Forschungen Alkaloide, die ebenso anregend wie das begehrte Coffein in Tee und Kaffee wirken sollen. Ob die Ungarn deshalb so temperamentvoll sind?

Ingwer, der ebenfalls eine gewisse Schärfe besitzt, verfügt über ätherische Öle und Harze mit magenanregenden Wirkstoffen. Wenn wir ein oder zwei Ingwerplätzchen verzehrt haben, empfinden wir ein angenehmes Hitzegefühl im Mund. Ein Stückchen Ingwer in Zuckersirup, begleitet von einer Tasse Kaffee, wirkt nach einem guten Essen äußerst stimulierend. Wer sich zum Zuckerbäcker berufen fühlt, kann ein wenig Schokolade im Wasserbad auflösen und den Ingwer damit überziehen. Auch Kümmel, das wohl älteste Gewürz überhaupt mit seinem kräftigen, etwas strengen Geschmack, gilt als appetit- und verdauungsfördernd.

Wie wir mit Gewürzen umgehen sollten, dafür gibt es keine goldenen Regeln. Es ist ratsam, mit leichter Hand zu beginnen und die Erfahrungen anderer zu nutzen. Allmählich wird man sicherer und entwickelt mehr Mut und eigene Würzvarianten.

Von den vielen Kräuter-Gewürz-Mischungen steht wohl das »Bouquet garni« an vorderer Stelle. Das klassische Gewürzsträußchen der Franzosen – bestehend aus Petersilie, Thymian, Lorbeerblatt und manchmal auch noch aus Majoran oder einem Streifen Apfelsinenschale – ist ideal für alle Braten und Kasserollegerichte. Die Menge der Komponenten können wir beliebig selbst variieren. 55

Nachahmenswert sind auch die phantasievollen Kräutermischungen aus den südlichen Republiken der Sowjetunion. In georgischen Kräutergärten findet man u.a. Estragon, Dill, Basilikum, Bohnenkraut, Thymian, Minze und Oregano, die »hundert Jahre Gesundheit« garantieren und der Landesküche so besondere Würze verleihen.

Das indische Currypulver, eine Mischung vieler verschiedenartiger Gewürze, die sich im Herkunftsland jede Hausfrau selbst zusammenstellt, gibt allem, was von Natur fad schmeckt, eine höchst angenehme und pikante Würze. Wer das erst einmal entdeckt hat, wird mit Vergnügen indische Currygerichte aus Fleisch, Fisch, Gemüse oder Hülsenfrüchten erproben und eigene erfinden.

Nicht alle Gewürze passen zueinander. Einige stehen sich sogar recht feindlich gegenüber. Im allgemeinen ist ein guter Koch für klare »Kräuterfronten«. Er mischt wenig. Mehr als drei, höchstens vier verschiedene Kräuter sollte man in der Regel nicht gleichzeitig verwenden, Currymischungen ausgenommen. Es gibt Kräuter, die sich in ihrer Geschmacksrichtung ausgesprochen stören, zum Beispiel Rosmarin und Lavendel, Bohnenkraut und Zitronenmelisse, Thymian und Sauerampfer, Kresse und Kerbel, Koriander und Majoran, Ysop und Thymian oder Salbei. Letzteres Kraut, das uns schon im Mai frisch aus dem Garten oder den Balkonkästen beglückt, ist besonders stark im Geschmack. Es verträgt sich eigentlich nur mit Knoblauch und Zwiebeln. Auch Senf, Dill und Basilikum sind keine Partner. Ingwer läßt sich schlecht mit Oregano mischen. Und so weiter.

Die neue Vielfalt an Gewürzen, die uns in Kaufhallen, Gewürzläden und Delikat-Geschäften umgibt, kann unsere Speisen reicher, aber – wenn wir nicht achtgeben – auch ärmer machen. Gewisse, für uns neue Gewürze sind anderswo auf der Welt schon lange in Gebrauch. Wir müssen sie daher nicht unbedingt noch einmal entdecken wollen. Exotische Soßen, gedankenlos über Heringssalat gespritzt oder in den Eintopf gelöffelt, bringen gewiß keinen Hochgenuß. Auch zeugt es nicht gerade von empfindsamer Zunge, alles, was auf den Tisch kommt, mit Ketchup zuzudecken. Wir sollten uns ein wenig danach richten, wie die Gewürze und Soßen in ihren Heimatländern verwendet werden. Sofern wir keine Originalrezepte haben, die uns sagen, wozu die fremdländischen Produkte gut

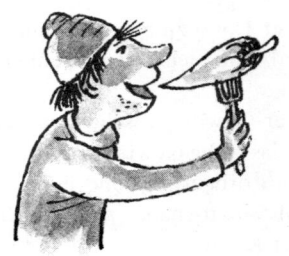

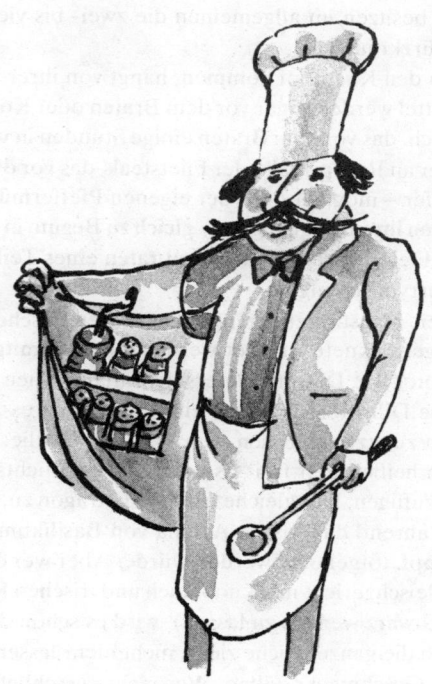

schmecken und wie sie zu dosieren sind, sollten wir sie sehr behutsam an unsere Speisen geben.

Wer gerne selbst kombiniert, muß die Würzkraft der einzelnen Kräuter und Gewürze kennen. Was zu welchem Gericht? Das ist im wahrsten Sinne des Wortes Geschmackssache. In Gewürztabellen finden wir gewöhnlich Vorschläge für Gewürze und Speisen, die ohne Risiko zusammenpassen, im Höchstfalle noch eine Rubrik für den »verwöhnten Gaumen«. Aber es macht Spaß, eigene Wege zu gehen. Oft bekommt eine Speise, die einem schon ein wenig über geworden ist, dabei einen völlig neuen Geschmack. Zum Beispiel Karpfen, mit Estragon, Kapern und schwarzem Pfeffer gewürzt und während des Dünstens mit etwas Weißwein begossen, ist bestimmt für manchen abenteuerlich und neu. Oder Gulasch, zur Abwechslung mit Paprika, Zimt, Koriander, Senfkörnern und ein, zwei saftigen Birnen gewürzt.

Gewürze, mit denen wir verschwenderisch umgehen können, sind Petersilie, Schnittlauch, Dill, Kerbel, Minze und Boretsch. Bei kräftigeren Gewürzen, wie Majoran, Thymian, Estragon, Basilikum und Rosmarin, sind mäßige Dosen angebracht. Von durchdringender Natur sind Piment, Muskat, Ingwer, Nelken, Pfeffer, Lorbeerblatt. Bei ihnen heißt die erforderliche Menge Prise, Messerspitze oder Stück.

Getrocknete Kräuter besitzen im allgemeinen die zwei- bis vierfache Würzkraft von frischen Gewürzkräutern.

Wann die Gewürze in den Kochtopf kommen, hängt von ihrer Würzkraft ab. Bestimmte Nahrungsmittel werden sogar vor dem Braten oder Kochen gewürzt. Denken wir nur an Fleisch, das vor dem Braten einige Stunden in würziger Marinade eingelegt wird, oder an Rumpsteak oder Filetsteak, das vor dem Braten mit frisch gemahlenem Pfeffer – möglichst aus der eigenen Pfeffermühle – bestreut wird. Die Franzosen geben ihr »Bouquet garni« gleich zu Beginn in den Kochtopf. Die Inder beginnen ihr Fleischcurry mit dem Anbraten eines Teiles ihrer selbst zusammengestellten Currymischung.

Wenn's nach der alten Hausfrauenregel geht, gehören frische Kräuter erst zum Schluß ans Essen, getrocknete Kräuter werden indessen mitgekocht. Doch gefriergetrocknete Kräuter wie Dill und Petersilie durchbrechen das alte Konzept. Gefriergetrocknete Dillsprossen haben ein noch stärkeres Aroma als frischer Dill, gehören also zuletzt ans Essen, genau wie Petersilie. Salbei jedoch gibt sein Aroma erst im heißen Fett frei. Es nutzt also gar nichts, ihn erst zum Schluß dem Gericht beizufügen. Das gleiche trifft für Estragon zu, eines der feinsten Gewürzkräuter. Während das frische Aroma von Basilikum, käme es von Anfang an mit in den Topf, totgekocht werden würde. Aber wer erst einmal damit begonnen hat, ein Fleischgericht mit Knoblauch und frischen Kräutern leicht anzubraten (ohne sie schwarz werden zu lassen), wird es schon des betörenden Duftes wegen, der durch die ganze Küche zieht, nicht mehr lassen – geschweige denn um des lieblichen Geschmacks willen. Was nicht ausschließt, daß wir das Essen zum Schluß noch reichlich mit frischen Küchenkräutern aufwerten.

Mitkochen müssen: Bohnenkraut, Liebstöckel, Majoran, Thymian, Rosmarin und Salbei. In der Regel nicht länger als eine halbe Stunde. Nicht kochen, sondern ziehen sollen Estragon und Sauerampfer. Frische, mild würzende Kräuter, wie Petersilie, Schnittlauch, Kerbel, Kresse, Zitronenmelisse, Basilikum, Boretsch und Dill, werden in der Regel zum Schluß, fünf Minuten vor dem Servieren, zugegeben, um ihre wertvollen Wirkstoffe möglichst zu schonen.

Getrocknete Kräuter setzen wir eine Viertelstunde vor Ende der Garzeit zu, damit sich ihre Aromastoffe voll entfalten können. Lorbeerblatt, Pfefferkörner und Piment kommen gleich beim Aufsetzen auf den Herd in den Topf. Scharfe Gewürze, wie Pfeffer, Currypulver oder eigene Currymischungen und Paprika, brauchen länger, um ihre Aromastoffe abzugeben. Es sei daran erinnert, daß Paprika nicht in Wasser löslich ist, sondern nur in Fett. Wir behandeln Paprika daher am besten wie Mehl, wobei der Edelsüßpaprika auch wie Mehl dickt. Achten müssen wir darauf, daß das Fett heiß, aber nicht siedend ist, sonst karamelisiert der Paprika und wird bitter. Lösen wir ihn dagegen in heißem Fett auf und gießen etwas Wasser zu, erhalten wir eine würzige Soße. Was die Paprikamenge anbetrifft, so können wir getrost großzügig sein, ein bis zwei Eßlöffel für vier Personen sind nicht zuviel, denn Edelsüßpaprika ist kein Prisen-, sondern ein Löffelgewürz. Scharfer Paprika dagegen, der zum Nachwürzen dient, muß nicht mitkochen, er wird mit der Messerspitze zuletzt zugegeben.

Damit sich frische Kräuter möglichst lange halten, stellen wir sie nicht ins Wasser, sondern in einem trockenen Marmeladenglas mit den Stielen nach oben offen in den Kühlschrank.

Wer eine Gefriertruhe oder einen -schrank hat, kann die gewaschenen und gehackten Kräuter – außer Petersilie – in die Eiswürfelschale füllen, etwas Wasser zugießen und einfrieren. Petersilie wird gezupft und trocken in einem Beutel eingefroren, so können wir jederzeit die gewünschte Menge herausnehmen.

Wenn wir unsere Gewürze und Kräuter ernst nehmen, sollten wir sie nicht nur richtig aufbewahren – möglichst vor Licht und Wärme geschützt und gut verschlossen –, sondern von Zeit zu Zeit, sagen wir jedes halbe Jahr, auch eine Runderneuerung machen. Gewürze, die Aroma und Farbe verloren haben, werden durch neue ersetzt, die Gefäße vorher gereinigt und gut getrocknet. Im Grunde genommen benutzen selbst diejenigen, die ihre Speisen täglich kräftig würzen, meistens trotz der vorhandenen umfangreichen Gewürzpalette nur eine relativ kleine Anzahl von Gewürzen regelmäßig, während die übrigen seltener benutzt und daher oft zu alt werden.

Gewürzkenner und Feinschmecker benutzen mit Vorliebe noch ein anderes erprobtes Würzmittel: den Alkohol. Eine begabte Köchin mag sich dabei Experimente erlauben, aber die Mehrzahl ist besser beraten, sich anfangs an Rezepte zu halten. Für die meisten Gerichte brauchen wir nicht mehr als ein Gläschen voll.

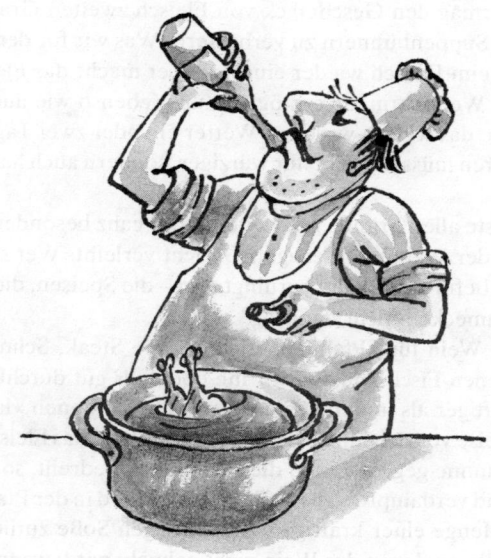

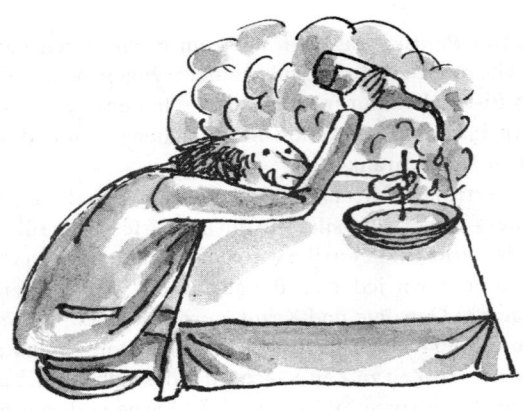

In Ländern, wo Wein angebaut wird, besonders in Frankreich, verwendet jede gute Köchin Wein, um ein einfaches Gericht in einen gastronomischen Triumph zu verwandeln. Im Grunde genommen sind wirklich nur zwei Regeln zu beachten: Wein, der zum Kochen benutzt wird, muß im allgemeinen *mitgekocht* werden, für gewöhnlich wird er gleich zu Anfang zugefügt; und weil der Wein den Fleischsaft, das Gemüse und die Kräuter zu einer aromatischen Soße verbinden soll, ist es besser, *guten,* wenn auch nicht den besten Wein zu nehmen, Wein, den wir auch bei Tisch einschenken.

Es gibt vielerlei Gründe, warum das Kochen mit Wein so beliebt ist. Einer der wichtigsten: Er vermag den Geschmack von Fleisch zweiten Grades und nicht mehr ganz jungen Suppenhühnern zu verbessern. Was wir für den Wein ausgeben, können wir beim Fleisch wieder einsparen; er macht das Fleisch würziger und saftiger. Eine Weinmarinade ermöglicht uns (ebenso wie auch Weinessigmarinade), Fleisch, das wir bei warmem Wetter ein oder zwei Tage ohne Kühlschrank aufbewahren müssen, nicht nur würziger, sondern auch haltbarer zu machen.

Doch der triftigste aller Gründe ist zweifellos der ganz besondere geschmackliche »Pfiff«, den der Wein dem fertigen Gericht verleiht. Wer stark alkoholischen Geschmack befürchtet, kann beruhigt sein – die Speisen, die mit Wein gekocht werden, schmecken nicht danach.

Verwenden wir Wein für »Pfannengerichte«, wie Steak, Schnitzel, Kotelett oder auch gebratenen Fisch, müssen wir ihn ebenfalls gut durchkochen lassen, nur bedeutend heftiger als in der Kasserolle und bei all jenen »langsamen Gerichten«, die nur leise vor sich hin köcheln dürfen. Sobald das Fleisch gar ist, wird der Wein in die Pfanne gegossen und die Flamme aufgedreht, so daß der Wein schnell aufwallt und verdampft, sich mit dem Bratenfond in der Pfanne verbindet und eine kleine Menge einer kräftigen und würzigen Soße zurückläßt.

60 Es gibt auch Fälle, in denen der Wein nicht gekocht wird, wenn wir beispiels-

weise einen Schluck Madeira an eine klare Brühe, an Tomatensuppe oder an klaren Aspik geben. In diesem Fall ist das Maß für den Wein nicht das Glas, sondern der Eßlöffel.

Nicht zu vergessen sind die flambierten Grillgerichte, die in letzter Zeit in Restaurants zu begehrten Spezialitäten geworden sind. Doch wer einen Rechaud oder einen Spirituskocher besitzt, kann auch getrost zu Hause flambieren.

Um ein Gericht zu flambieren, sollte der Alkohol – Kognak, Wodka, Korn oder was wir bevorzugen (auf jeden Fall hochprozentig) – zuerst im Schöpflöffel oder in einer kleinen Bratpfanne erwärmt werden, um sicherzugehen, daß er auch wirklich brennt. Mit dem Streichholz angezündet, wird er brennend über das Essen gegossen. Was zurückbleibt, ist eine lieblich gewürzte Soße. Dieser Vorgang läßt sich leicht in der Küche, aber auch bei Tisch zum Vergnügen der Esser praktizieren.

Bier, wer wüßte es nicht, wird am liebsten getrunken, aber wir sollten es als Medium fürs Kochen nicht übersehen. Wir können Bier nach alter Manier in Marinaden verwenden, zum Begießen von Braten und als Gewürz. Einige der alten Landesgerichte gehen zurück bis ins Mittelalter. Hierzulande kochen wir Wurst gerne in Bier, grillen damit oder bereiten Biersuppen; in Großbritannien gehört Bier nicht nur an Welsh Rarebits (überbackene Käseschnitten), sondern sogar an den Christmas-Pudding und Christmas-Kuchen. Die Polen schwören auf ihren mit Bier zubereiteten »Karpfen polnisch«, die Schweden mischen Bier mit Zuckersirup und benutzen es zum Brotbacken, und an den Teig für den vielerorts in Fett gebackenen »Fish«, den man am liebsten mit Chips verzehrt, gehört ein Schuß Bier. Berühmt ist auch das flämische Gericht Carbonnades Flamandes – Rindfleisch mit Bier (gut auch mit Schweinefleisch).

Wein und Likör sind auch für feine Nachspeisen nahezu unentbehrlich. Manche Weiß- oder Rotweine zusammen mit einem Schuß Kognak geben Gelees einen edlen Geschmack; Bisquitböden, mit Madeira oder Cherry getränkt, sind eine gute Grundlage für verschiedene Desserts; kleine Mengen von aromatischem Likör machen Obstsalate, Kompott, Eis oder Soßen, die mit Eis serviert werden,

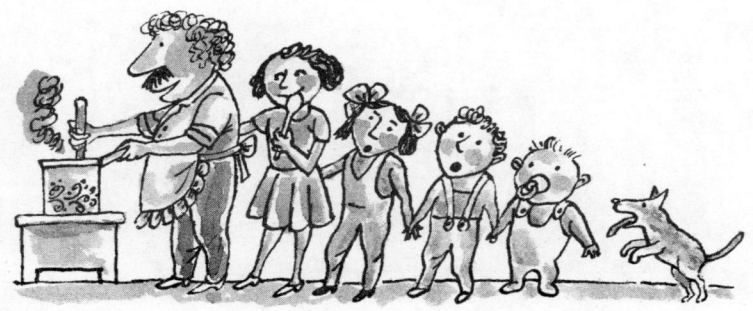

zum Gedicht. Und was wären die französischen Eierkuchen »Crêpes Suzette« ohne Kirschgeist, Brandy oder Kognak?

Wodka kommt mit feinen, aromatischen Früchten besonders zu Ehren. Himbeeren und Erdbeeren, gut gezuckert und eine Stunde in Wodka gesättigt, sind mit Schlagsahne serviert eine wahre Götterspeise. Wermut verträgt sich gut mit Eierspeisen. Auch Pfirsiche in Champagner sind etwas für besondere Anlässe, denn abgesehen davon, daß sie mit Sekt getränkt ganz vorzüglich schmecken, kullern sie auch noch im Glas!

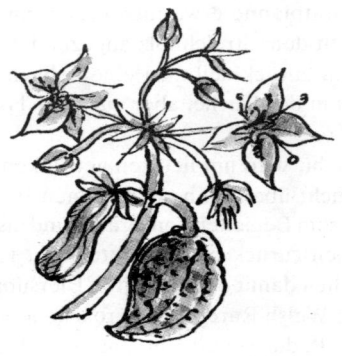

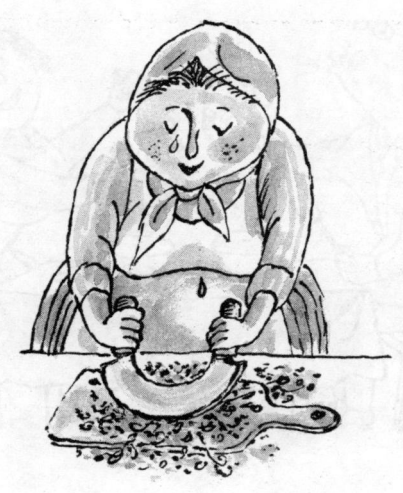

Empfehlung für den Gewürzschrank

Basilikum	Majoran	Rosmarin
Lavendel	Minze	Salbei
Lorbeerblatt	Petersilie	Estragon
Kerbel		Thymian
Piment	Currypulver	schwarzer Pfeffer
Chilipulver	Ingwer	weißer Pfeffer
Zimt	Muskatnuß	
Nelken	Paprika	
Anis	Dill	Mohn
Kümmel	Fenchel	Vanille
Kardamom	Wacholderbeeren	
Koriander	Senfkörner	

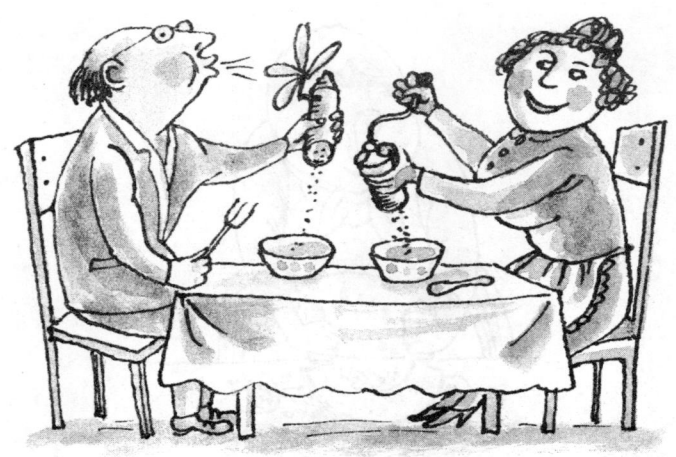

Gewürzmischungen aus der »hauseigenen Gewürzmühle«

Im Handel gibt es viele sehr empfehlenswerte gebrauchsfertige Gewürzmischungen. Für den Feinschmecker ist es aber auch von besonderem Reiz, sich gelegentlich diese oder jene berühmte Mischung anderer Länder aus frischen Kräutern oder Gewürzen selbst herzustellen und seinen Speisen ein geheimnisvolles Aroma nach »Art des Hauses« zu verleihen. Alles, was wir brauchen, ist ein eigener kleiner Kräutergarten – sei es auf dem Balkon oder am Küchenfenster –, viele fremdländische Gewürze und eine ausgediente alte Kaffemühle.

Currypulver I

2 Eßl. gemahlener Koriander
1 Eßl. Ingwerpulver
1 Eßl. gemahlener Kümmel
1 Eßl. gemahlener Pfeffer
2 Eßl. gekauftes Currypulver
1 Messerspitze Chilipulver oder scharfer Gewürzpaprika
Alle Gewürze gut mischen und luftdicht verschlossen aufbewahren.

Currypulver II

4 Eßl. gemahlener Koriander
4 Eßl. gemahlener Mohn
3 bis 4 Eßl. Currypulver (gekauft)
1 bis 2 Eßl. Ingwerpulver

1 Teel. Zimtpulver
2 Eßl. geröstete, gemahlene Senfkörner
1 Eßl. scharfer Paprika
Alle Gewürze vermischen und luftdicht verschlossen aufbewahren. Alle Currypulver sind gut geeignet für Gemüse-, Hülsenfrüchte-, Fisch-, Geflügel- und
Fleischcurries.

Garam Massala
(Indisches Würzpulver)

4 Eßl. Koriander
2 Eßl. Kümmel
1 Eßl. Zimtpulver
2 ½ Eßl. gemahlene Pfefferkörner
⅛ Teel. gemahlene Muskatnuß
1 Eßl. Nelkenpulver
2 Eßl. gemahlener Kardamom
Koriander und Kümmel getrennt auf einer hohen Pfanne rösten und in der
Schlagmühle mahlen. Alle Gewürze mischen und gut verschlossen aufbewahren.
Garam Massala hat viele Verwendungszwecke. Besonders geeignet für Curries
und Schmorgerichte (5 Minuten vor Ende der Garzeit zufügen), für Joghurtspei-
sen und Joghurtpunsch. Sie können es auch kurz vor dem Servieren über das Essen streuen. Es ist kein Currypulver, verträgt sich aber gut mit gekauftem und
selbst gemischtem Currypulver. Wer es für Fleisch- oder Fischcurry verwenden
will, mischt 1 bis 2 Eßl. Massala unter das Currypulver.

Herbes de Provence
(Kräutermischung aus der französischen Provence)
Basilikum, Bohnenkraut, Oregano oder Majoran, Ysop, Thymian und Lavendel
Besonders geeignet für Spaghetti- und Reisgerichte, Suppen, Fleischgerichte.

Chmeli-suneli
(Grusinische Kräutermischung)
1 Eßl. getrockneter Dill
1 Eßl. getrocknetes Basilikum
1 Eßl. getrocknetes Bohnenkraut
1 Eßl. getrocknete Korianderblätter
1 Eßl. getrocknete Sellerieblätter
1 Eßl. getrocknete Pfefferminzblätter
1 Eßl. gestoßene Lorbeerblätter
1 Teel. Rosmarin
1 Messerspitze Safran oder 1 Teel. Kurkuma
Besonders geeignet für Fleisch-, Hackfleisch- und Gemüsegerichte.

Mirepoix
(Französisches Suppengrün)

1 gewürfelte Karotte
1 zerkleinerte Zwiebel
etwas gewürfelter Sellerie
etwas gewürfelter magerer Speck
Besonders gut zum Anbraten von Fleischgerichten und als Grundlage für Suppen und Soßen.

Arabische Gewürzmischung

2 Eßl. schwarzer Pfeffer
1 Eßl. Kümmel
1 Teel. Kardamom
1 Teel. Nelken
2 Teel. Kurkuma oder fertiges Currypulver
Pfeffer im Mörser grob zerstoßen. Kümmel, Kardamom und Nelken möglichst fein in der Schlagmühle mahlen. Die restlichen Zutaten dazutun, gut mischen und luftdicht verschließen.
Besonders geeignet für Suppen- und Fleischgerichte.

Mexikanische Gewürzmischung

1 Eßl. Chilipulver (oder scharfer Gewürz-Paprika)
2 Eßl. Oregano oder Majoran
2 Eßl. edelsüßer Paprika
$1/2$ Teel. gemahlene Nelken
$1/2$ Teel. Knoblauchpulver
Alle Gewürze gut vermischen und luftdicht verschlossen aufbewahren.
Besonders geeignet für Tomaten-, Auberginen-, Linsen-, Bohnen-, Fisch- und Fleischgerichte.

Spruchweisheiten

Schade, daß man einen Wein nicht streicheln kann.
Kurt Tucholsky

Phantasie und Liebe sind gute Gewürze.
Volksmund

Sein Knoblauch ist sein Arzt.
Russisch

Liebe, Lachen und Gewürze
sind die Würze des Lebens.
Volksmund

Wer sich den Magen überlädt oder sich berauscht,
versteht nichts vom Essen und Trinken.
Brillat-Savarin

Es ist besser ein Gericht Kraut mit Liebe,
denn ein gemästeter Ochse mit Haß.
Aus den Sprüchen des Salomo um 960 v. u. Z.

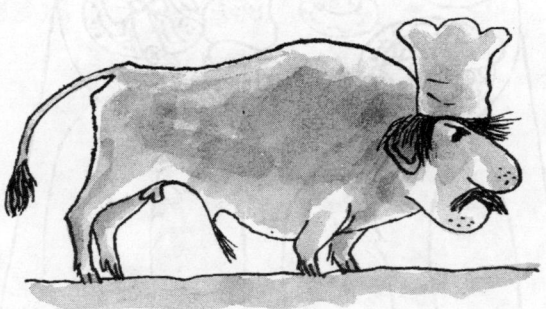

Von Sitten und Unsitten des Tafelns

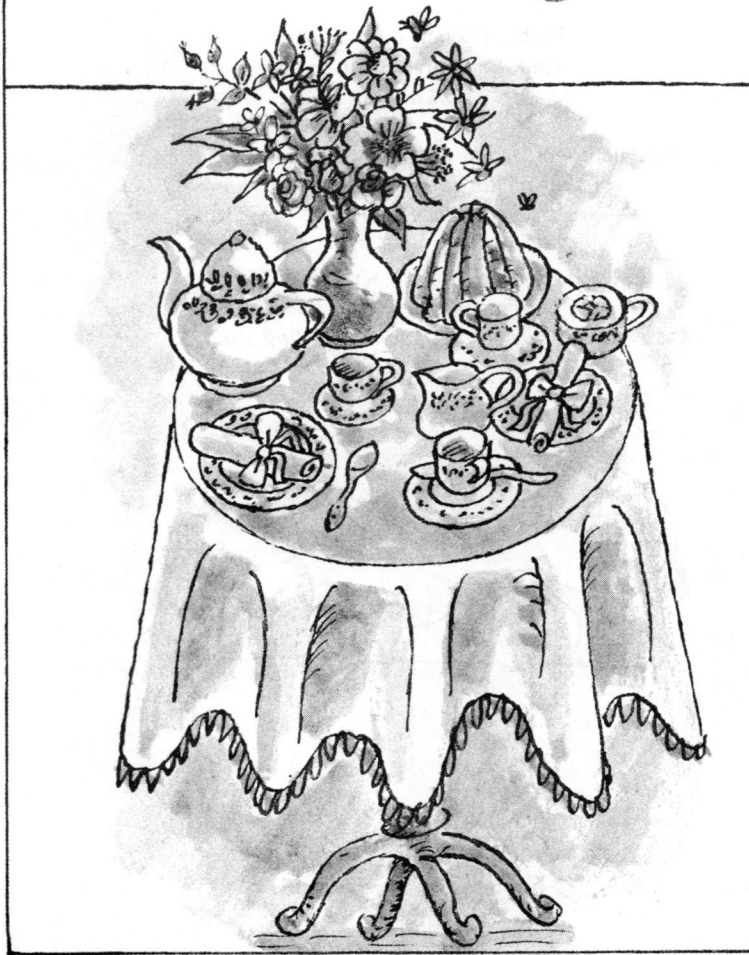

Fremde Tischsitten versetzen uns oft in Erstaunen, und manchmal bringen sie uns sogar in Verlegenheit, wenn zum Beispiel bei einem kasachischen Gastmahl der Gastgeber plötzlich aufsteht und dem Ehrengast das Auge eines gegrillten Schafes auf den Teller legt. Oder wenn ein koreanischer Gastgeber den Kopf eines gekochten Huhnes oder eines Fisches abbricht und dem Freund als Zeichen der Hochachtung überreicht. Da hilft nur eins: Augen zu und essen.

Macht einer in Usbekistan mehrere Gastbesuche an einem Tag, muß er je Besuch eine Schale Plow einkalkulieren. Aber da jede Portion eine Mahlzeit für sich ist, ist das leichter gesagt als gegessen!

Sind wir in fremden Ländern oder in ungewohnter Gesellschaft zu Gast, ist es ratsam, die dort üblichen Bräuche sorgsam zu studieren und sich ihnen, so gut es geht, anzupassen. Ohnehin bleibt ein Fremder meistens hinter den Einheimischen zurück, was das Sattwerden anbetrifft.

Ein Neuling im alten Griechenland muß diese Schwierigkeit mit einkalkuliert haben. Bekanntlich bestanden die Griechen darauf, ihre Speisen sehr heiß und mit den Fingern zu essen und obendrein noch im Liegen! Es sind uns Berichte von gierigen Leuten überliefert, die, um unbedingt die besten Stücke beim Mahl zu erwischen, ihre Finger vorher in heißem Wasser trainierten, damit sie später bei Tisch den heißen Leckerbissen mühelos standhielten. Der bekannte französische Dichter Montaigne (1533–1592) beklagt sich in einem Essay über die rauhen Sitten bei Tisch. Oft habe er so hastig gegessen, daß er sich »manchmal aus lauter Eile in die Finger gebissen habe«.

Es muß auch amüsant gewesen sein, den ob seiner Prunksucht bekannten Ludwig XIV. nach Cäsars Vorbild mit den Fingern im Ragout zu beobachten. Auch Maria Stuart und ihre große Gegenspielerin Elisabeth fuhrwerkten mit den Fingern im Plumpudding.

Mit Fingern zu essen, selbst wenn das Essen nicht superheiß ist, fällt Leuten, die an Messer, Gabel und Löffel gewöhnt sind, schwerer, als man denkt. Wer einige der Schwierigkeiten, die sich dabei ergeben, ausprobieren möchte, sollte die tibetische Art, Tsamba – geröstetes Gerstenmehl – zu essen, einmal versuchen. Wir füllen dazu eine kleine Schüssel zur Hälfte mit Tee oder Wasser und streuen eine Handvoll Haferflocken auf die Flüssigkeit. Dann fangen wir mit einem Finger an zu rühren (das sichere Zeichen eines Fachmannes) und produzieren langsam einen Mundvoll Haferflockenbrei nach dem anderen. Später darf man auch noch weitere Finger zu Hilfe nehmen. Jeder Nicht-Tibeter, der das zustande bringt, ohne den ganzen Teig über seine Hände zu verschmieren – hat eine Medaille verdient.

In Ländern, wo mit Stäbchen gespeist wird, kann es einem passieren, daß man die Tafel nach 24 Gängen hungrig verläßt, wenn man den »Bogen« noch nicht raus hat. Vorher ein wenig zu üben, ist ratsam, um nicht inmitten von duftendem Überfluß schmachten zu müssen. Es kann daher nicht schaden, das Essen mit Stäbchen zu erlernen, und sei es nur für den eigenen Hausgebrauch.

69

Man hält die Stäbchen in der rechten Hand, näher zu dem dicken Ende. Eins liegt zwischen Daumen und Zeigefinger und ruht auf dem ersten Gelenk des leicht gekrümmten Mittelfingers. Das Stäbchen bleibt in dieser Stellung durch den Druck, den der Daumen ausübt, und wird kaum bewegt, außer mit der ganzen Hand. Das andere Stäbchen liegt leicht angelehnt hinter dem dritten Gelenk des Zeigefingers und zwischen der Fingerkuppe dieses Fingers und des Mittelfingers, die beide zusammengehalten werden. Es wird durch den leichten Druck von der Fingerkuppe des Daumens nach unten gehalten. Das ist die ganze Weisheit. Man sollte es probieren, denn immerhin ißt etwa ein Drittel der Menschheit mit Stäbchen, mit Messer, Gabel und Löffel ein weiteres Drittel. Und der Rest? Weit mehr als eine Milliarde nehmen ihre Mahlzeit mit den Fingern zu sich.

Zugegeben, man kann für alle Fälle sein eigenes Besteck bei sich tragen, so wie die alten Römer, die ihr Messer und sogar ihre Serviette mit zum Gastmahl nahmen. Aber daß wir damit unseren Gastgeber unter Umständen beleidigen, ist nicht auszuschließen.

Eßgewohnheiten, Tischsitten, Zubereitungsarten von Lebensmitteln, ja selbst das Anrichten waren zu allen Zeiten sehr unterschiedlich, je nach den zur Verfügung stehenden Rohstoffen, der Art des Garens, den Kochgeräten und dem Tafelgeschirr, aber auch je nach Entwicklungsstand der Gesellschaft.

Feststehende Eßgewohnheiten, an denen man nicht rütteln konnte, hat es immer gegeben, sie existieren auch heute noch. Was normal ist in der Sowjetunion oder in Frankreich, zum Beispiel sein Brot auf dem Tischtuch zu zerbrechen, ist für manchen unserer Landsleute überaus verwunderlich. Umgekehrt belächeln uns Ausländer wegen unserer Angewohnheit, das Brot mit der Gabel festzuhalten, während wir es dick mit Butter bestreichen. Auch unsere Art, Kartoffeln und Soße auf dem Teller zu zerquetschen, muß ihnen kalte Schauer über den Rücken jagen.

Über Tischsitten läßt sich bekanntlich ebenso streiten wie über den Geschmack. Selbst das bescheidene gekochte Ei ist der Kontroverse nicht entgangen. Da gibt es Leute, die sagen, es zeuge von schlechter Kinderstube, wenn man das Ei mit dem Löffel klopft. Ungeübte Hände bringen es dabei fertig, daß überall Ei ist außer in der Schale. Erasmus von Rotterdam, Schriftsteller und Gelehrter (1466–1536), befand es als unhöflich, die Nägel oder den Daumen zum Eierpellen zu benutzen. Selbst im 17. Jahrhundert beschäftigte man sich noch mit dem Öffnen des Eies – die einen klopfen ihr Ei am schmalen Ende auf, die anderen am dicken Ende und die dritten an der Seite, wollte ein »Experte« damals wissen. Doch ist deshalb keiner von ihnen in den Krieg gezogen, wie die beiden großen Reiche Liliput und Blefuscu, die sich wegen der Art, Eier aufzuschlagen, »seit sechsunddreißig Monden in einen hartnäckigen Krieg begaben«, so erzählt Jonathan Swift in »Gullivers Reisen«. »Allerseits wird eingeräumt, daß die ursprüngliche Art, Eier aufzuschlagen, bevor man sie ißt, darin bestand,

70

das am stumpfen Ende zu tun. Es trug sich aber zu, daß der Großvater Seiner gegenwärtig regierenden Majestät, als er als Knabe ein Ei essen wollte und es nach dem alten Brauch aufschlug, sich in den Finger schnitt. Darauf erließ der Kaiser, sein Vater, eine Verordnung, die all seinen Untertanen bei schweren Strafen befahl, die Eier am spitzen Ende aufzuschlagen. Das Volk war über dieses Gesetz so heftig empört, daß unsere Geschichtswerke uns berichten, es seien aus diesem Anlaß sechs Rebellionen angezettelt worden. Ein Kaiser verlor dabei das Leben und ein anderer die Krone. Diese Unruhen der Bürger wurden fortwährend durch die Herrscher von Blefuscu geschürt; und wenn sie unterdrückt wurden, flüchteten die Verbannten stets in dieses Reich. Man schätzt, daß im Laufe der Zeit elftausend Personen lieber den Tod erlitten haben, als daß sie sich damit abfanden, die Eier am spitzen Ende aufzuschlagen ...«

Aber wie unsere Vorväter den Inhalt des Eies, nachdem sie es geöffnet hatten, ohne Löffel herausbekommen haben, wird nirgends so recht erklärt. Sicherlich mit einem Stück Brot, vielleicht auch mit einem flachen Holzstab, wie wir ihn benutzen, um unser Speiseeis auf der Straße so schnell wie möglich zu verzehren.

Besonders über mittelalterliche Tischsitten ist viel geschrieben worden, die meisten haben jedoch in der Antike ihre Wurzeln. Piankhi, ein äthiopischer König, der Ägypten eroberte, weigerte sich zum Beispiel, mit dem Prinzen des Südens und des Deltas an einem Tisch zu sitzen, weil sie »Wüstlinge und Fischesser« wären. Als ob beides das gleiche wäre!

Die alten Römer, die sich schon auf die Zubereitung von dicklichen Saucen verstanden, müssen sowohl mit den Fingern als auch schon mit Löffeln gespeist haben. Das Fleisch scheinen sie mit schmalen hölzernen Spießen, einem einzelnen Eßstäbchen vergleichbar, aufgespießt zu haben.

Unsere germanischen Ururahnen, deren Tischsitten wir uns nicht gerade rühmen können, trugen das am Spieß gebratene Fleisch zwar »auf reinliche Weise auf, nahmen aber wie die Löwen ganze Glieder und zerrissen sie«, so berichtet jedenfalls Eufemia von Kudriaffsky in ihrer »Historischen Küche«. Nicht selten

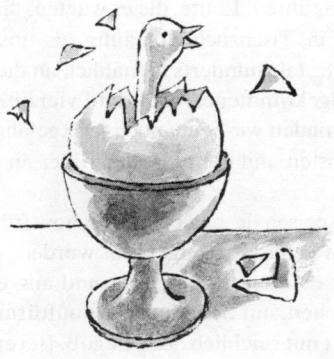

sollen sie auch den Schädel des überwundenen Feindes zum Trinkbecher umgestaltet haben. Die Gäste wurden an aufgebockte Holzbretter gebeten, die nach dem Essen aufgehoben und fortgetragen wurden. Daher also der Ausdruck »die Tafel aufheben«.

Viele Jahrhunderte lang waren Messer kostbare Gegenstände und fast nur bei Hofe im Gebrauch. Sie dienten jedoch zunächst vorwiegend zum Tranchieren.

Tranchieren, das war ein »akrobatischer Akt«. Ein Kapaun lag zum Beispiel nicht etwa auf einem Holzbrett, sondern mußte vom Tranchierkünstler mit der Gabel in der Hand gehalten und in 18 Schnitten freihändig zerlegt werden. Daß der Ausdruck »aufschneiden« bis heute mit Prahlerei und Großtun in einen Topf geworfen wird, stammt sicherlich aus dieser Zeit. Über die Kunst des Tranchierens wurden ganze Bücher verfaßt, wie zum Beispiel das »Tranchier-Büchlein« aus dem 17. Jahrhundert.

Erst im Mittelalter setzte sich das Messer als Eßgerät, anfänglich als Spitzmesser zum Aufspießen des Fleisches, durch. Aber bei weitem nicht jeder konnte sich rühmen, ein Tischmesser zu besitzen. Wer eins hatte, trug es – beneidet von den übrigen – stets bei sich. Dem Tischnachbarn damit auszuhelfen, war keineswegs selbstverständlich. Was wir von den Tischsitten unserer Vorväter wissen, bezieht sich fast ausschließlich auf die Reichen und Mächtigen, deren Lebensart für die Nachwelt in Bildern und Schriften festgehalten wurde. Aber es liegt auf der Hand, daß die Armen in mittelalterlichen Zeiten, wenn schon nur zwei oder drei Messer zwischen zwanzig oder mehr wohlhabenden Gästen herumgereicht wurden – und Gabeln gab es überhaupt noch nicht –, zusehen mußten, wie sie zurecht kamen.

Obwohl der Löffel unser ältestes Eßinstrument ist, benutzte man ihn zuerst nur als Schöpfkelle. Erst im 15. Jahrhundert wurde er Teil des dreiteiligen Eßbestecks. Montaigne, der 1580 die Schweiz bereiste, war – wie er in einem Essay schrieb – erstaunt, daß dort jede Person bei Tisch einen eigenen Löffel erhielt.

Obwohl die zweizinkigen Gabeln im Mittelalter bereits Bestandteil des Tranchier- und Vorlegebestecks waren, begann man erst im 16. Jahrhundert, mit ihnen etwas zum Munde zu führen. Leute, die es wagten, die Gabel als Zahnstocher zu verwenden, wurden in Tischzuchten häufig als unschicklich angeprangert. Daß sich die Esser des 18. Jahrhunderts allmählich an die Gabel gewöhnt hatten, mag mit an den nun aufgekommenen drei- und vierzinkigen Exemplaren gelegen haben. Gelegentlich finden wir heute noch jene gefährlichen spitzzinkigen Gabeln in vergessenen Kisten auf dem Boden oder in Urgroßvaters Küchenschrank.

Wenn auch flüssige Speisen je nach Stand schon früh in flachen hölzernen, zinnernen oder silbernen Schüsseln aufgetischt wurden, gab es Teller erst im 16. Jahrhundert. Als Ersatz dienten flache Brote und ausgehöhlte Brotstücke oder ein dicker Brotpfannkuchen, auf dem man alles auftürmte, was man zu verspeisen gedachte, und zuletzt mit reichlich Soße begoß. Bei einfachen Leuten aß man

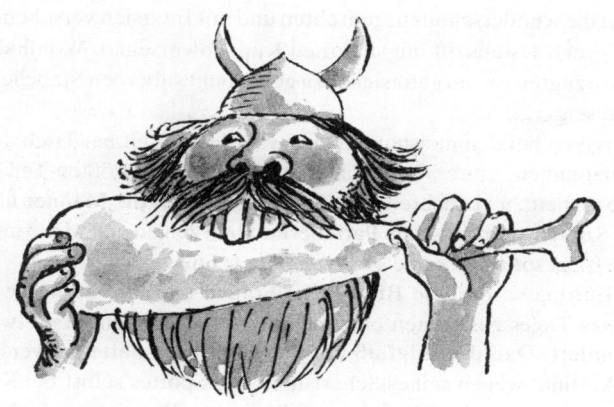

die »Brotteller« meistens ebenfalls auf. In feineren Kreisen gab man sie den Armen oder warf sie unter den Tisch, wo die Hunde bereits knurrend lauerten. Als die ersten Teller aus Holz oder Zinn aufkamen, legte man oft noch aus alter Gewohnheit Brot darauf, um sich nicht um den Genuß des Fleischsaftes zu bringen.

Aber es dauerte seine Zeit, bis jeder seinen eigenen Teller erhielt. Meist teilten sich zwei ein Eß- und Trinkgeschirr. War es der richtige Partner, konnte das bestimmt vergnüglich sein, handelte es sich um einen, den man nicht ausstehen konnte, fiel es bestimmt schwer, mit ihm aus einer Schüssel zu löffeln und aus einem Becher zu trinken.

Offensichtlich waren die Tischsitten zu dieser Zeit, als es bereits Gabeln und Teller gab, diese aber anders benutzt wurden als heute, in allen Ständen gleich. Man aß mit den Händen, doch galt es als unfein, sie sich dabei fettig zu machen. Auch der alte Hinweis, »mit vollem Mund trinkt man nicht«, stammt aus dem 14. Jahrhundert. Man wollte damit ganz einfach Fettaugen auf dem Wein vermeiden!

Jemanden bei Tisch heimlich, still und leise zu vergiften, gehörte in Europa viele Jahrhunderte lang zu den gebräuchlichen, wenn auch weniger wünschenswerten Tischsitten vornehmer Leute. Aus der Mode kam es erst im 17. Jahrhundert. Alte Aufzeichnungen, aus denen wir erfahren, was Hochgestellte und Mächtige alles taten, um Gift in ihrem Essen aufzuspüren, wieviel Vorsichtsmaßregeln sie einführten, um zu verhindern, daß jemand auf dem Weg aus der Küche Gift ins Essen gab, füllen viele Seiten.

Der Brauch, die Speisen zugedeckt aufzutragen, damit sie kein Unbefugter berühren konnte, stammt zum Beispiel auch aus dieser Zeit. Der Wunsch, sie heiß zu halten, war zweitrangig. Salz, das besonders häufig vergiftet wurde, schüttete man nur in ganz bestimmte Gefäße und bewahrte sie hinter Schloß und Riegel, in der Kredenz, auf. Darin wurden auch die nur für den herrschaftlichen Gaumen bestimmten kostbaren Gewürze gehütet.

Silber war lange Zeit der sicherste Test, um Gift im Essen nachzuweisen. Daher wurden die wunderschönen, gedrehten und mit Intarsien versehenen Eßstäbchen des Fernen Ostens oft mit silbernen Kuppen versehen. Wohlhabende Koreaner bevorzugten es, um ganz sicher zu gehen, mit silbernen Stäbchen und Löffeln zu speisen.

Frauen haben bei den meisten Völkern sehr lange Zeit bei Tisch den zweiten Platz eingenommen – ihre »Tafelmanieren« waren zum größten Teil darauf begrenzt, die Arbeit zu verrichten und das zu essen, was die Männer übrigließen. Häusliche Szenen aus römischen Patrizierfamilien zeigen den Mann ausgestreckt auf einem Liegesofa und seine Frau zu seinen Füßen.

Der in Europa verbreitete Brauch bei Frauen und Männern, die wichtigste Mahlzeit des Tages zusammen einzunehmen, besteht wohl erst etwa seit dem 11. Jahrhundert. Daß dies Einfluß auf die Tischsitten hatte, ist verständlich.

Pietro Aretino, wegen seines Scharfsinns und Spottes selbst bei Kaisern und Päpsten gefürchteter Schriftsteller der italienischen Renaissance, sah einer Kurtisane auf Mund und Finger: »Bei Tisch ißt und trinkt sie mäßig und zeigt sich nicht gierig nach Speisen, so lecker sie auch nach ihrem Geschmack sein mögen; vielmehr nimmt sie von den ihr vorgesetzten nur maßvoll, ißt wenig, nimmt die Speisen in die Fingerspitzen und ißt Bissen nach Bissen, langsam und gemächlich.« Wie sie ißt, wenn sie sich unbeobachtet fühlt, läßt uns der Dichter nur ahnen.

An Berichten über kostspielige, luxuriöse Schaugerichte auf höfischen Banketts des späten Mittelalters mangelt es in der Literatur nicht. Das alte Sprichwort »Mancher kann kochen, aber nicht anrichten« mag noch aus jenen Tagen stammen, in denen protzsüchtige Schloßherren nicht eher ruhten, bis die Speisen in tagelanger Arbeit der bei Hofe angestellten Bildhauer, Goldschmiede, Gürtler,

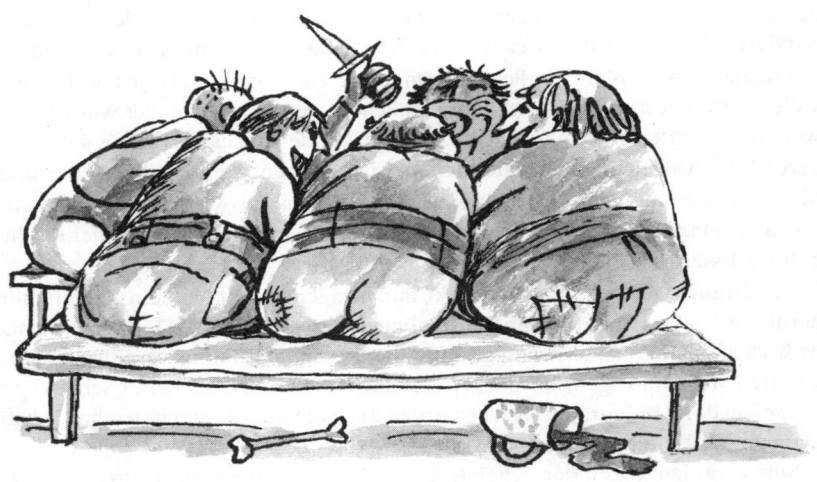

Köche und Konditoren in wahre architektonische Meisterwerke, phantastische, aber nicht eßbare Feenlandschaften, Gebilde süßer und salziger Stukkatur verwandelt worden waren. Meterhohe juwelenbestückte Pasteten, aus denen lebende Tauben flatterten oder Zwerge heraushüpften, gehörten zu den größten Attraktionen. Daß die Pasteten hart wie Stein waren, tat der Bewunderung wenig Abbruch. Beim nächsten Gang kamen sie als Behältnisse für das Fleischragout nach dem Motto: einen Gang zum Anschauen und einen zum Aufessen. Das Vergnügen an der Kurzweil beim Essen war genau so wichtig wie die Befriedigung der Eßlust. Markus Rumpolt empfiehlt zum Beispiel »ein gantz Kalb, dem hinden und vornen Feuwer herausgeht . . .« Bekannt ist allerdings auch, daß die Reichen, wenn es um das eigene Gesinde ging, mit jedem Pfennig geizten. Enea Silvio Piccolomini, seit 1458 Papst Pius II., beschrieb die Verhältnisse in Deutschland: »Wenn die Fürsten selbst die köstlichsten Weine aus goldenen oder silbernen oder kristallnen Pokalen trinken, so lassen sie den Hofleuten sauren Wein oder gar nur verdorbenes Bier in schmutzigen hölzernen Kannen reichen.«

Die Nachwirkungen des Mittelalters in den Eßsitten des 17. Jahrhunderts beschreibt Grimmelshausen in seinem abenteuerlichen Simplicissimus unübertroffen: »Man brachte Gerichter . . .welche durch tausendfältige Zubereitungen und ohnzahlbare Zusätze dermaßen verpfeffert, überdummelt, vermummt, mixtiert und zum Trunk gerüstet waren, daß sie durch solche Gewürz mit ihrer Substanz sich weit anders verändert hatten, als sie die Natur anfänglich hervorgebracht . . . Ich sahe einmal, daß diese Gäst die Trachten fraßen wie die Säue, darauff soffen wie die Kühe, sich darbei stellten wie die Esel und alle endlich kotzten wie die Gerberhund.«

Verständlich ist es da, daß versucht wurde, alte Tischzuchten wieder wachzurufen, wie wir sie zum Beispiel bei Hans Sachs finden. Seither gab es allerlei Instruktionen, vornehmlich für die Jungen. Sie werden ermahnt, die Nase nicht mit der Hand zu putzen, mit der sie das Essen aus den Schüsseln griffen, nicht mit vollem Mund zu trinken oder sich nicht den Mund gleichzeitig vollzustopfen und vollzugießen und vor allem nicht die Ellenbogen auf den Tisch zu legen! Gute Manieren erforderten es, während des Essens nur dreimal zu trinken – aber ein »Drink« war immerhin für gewöhnlich etwa ein Drittel eines Liters Wein.

Als das Tischtuch im frühen Mittelalter in fürstlichen und reichen Häusern Mode wurde, legte man anfänglich gleich drei davon übereinander. Erst Ende des 15. Jahrhunderts benutzte man das Tafeltuch so, wie wir es heute noch tun. Allerdings hatte die Größe oft symbolische Bedeutung. Ein Gast, dem man rechts und links von sich das Tischtuch »abschnitt«, mußte das als Beleidigung. die dem Verlust seiner Ehre gleichkam, hinnehmen. In bescheidenen Haushalten, in denen Tischtücher noch Luxus waren, legte man auch gelegentlich dem Hausherrn, der mit einem Gast aus niederem Stand speiste, sein eigenes kleines Tischdeckchen auf, während der Gast vom blanken Tisch essen mußte.

Von den althergebrachten Tischmanieren haben in unseren Tagen nur noch diejenigen Gültigkeit, die für den optimalen Genuß der Speise sorgen und unseren Tischgenossen Höflichkeit und Rücksicht zu erkennen geben.

Zugleich hat sich unsere Auffassung über festlichen Tafelschmuck grundlegend geändert. Die prunkvollen Tafeln der Herrschenden des Mittelalters oder späterer Jahrhunderte würden uns heute eher abschrecken, aber auch die mit silbernen Lüstern und Blumengirlanden gedeckten Tische aus Großmutters Zeit entsprechen nicht mehr unserem Geschmack.

Wir decken den Tisch festlich, bevor die Gäste kommen, stellen an jeden Platz einen großen Teller, darauf den kleinen Teller für die Vorspeise – falls es eine gibt – und plazieren daneben das Besteck, für Fisch möglichst ein Fischbesteck oder wenigstens zwei Gabeln, Servietten, eventuell Brotteller und die zu den Getränken passenden Gläser. Wer einen Tisch mit einer wirklich schönen Tischplatte besitzt, kann aufs Tischtuch verzichten und verwendet statt dessen Platzdeckchen oder auch Papierservietten, die nach dem Essen einfach weggeworfen werden können. Wer ein Tischtuch bevorzugt, mag die traditionelle weiße Damastdecke auflegen, aber farbige Tischwäsche ist ebenso dekorativ, besonders wenn sie mit Geschirr, Blumen oder Kerzen harmoniert. Großmutters Ratschlag, unter die eigentliche Tischdecke eine einfache Vlies- oder Filzdecke zu legen, sollten wir beherzigen, nicht nur, um den Tisch zu schützen, sondern weil dann nichts verrutscht und alles geräuschlos vor sich geht.

Nicht nur bei festlichen Gelegenheiten sollte man den Tisch sorgfältig decken, sondern auch am Abend und am Wochenende, für die Familie, für die Kinder, aber auch für sich ganz allein. Man fühlt sich besser und genießt das Essen weitaus mehr.

Gute Tischsitten werden nicht angeboren. Wir können unseren Kindern nicht früh genug beibringen, vernünftig mit Messer, Gabel und Löffel zu essen. Sie lernen es spielend, daß man das Messer nicht ableckt oder den Löffel, mit dem man den Pudding aus der Schüssel nimmt, bevor man sie dem Nachbarn reicht, um nur zwei Beispiele für kindliche Tafeluntugenden zu nennen. Gute Eßmanieren anzuerziehen, ist bestimmt keine leichte Aufgabe – wie viele Eltern immer wieder stoßseufzend feststellen –, aber der sicherste Weg, um schlechten Gewohnheiten vorzubeugen. Wenn wir unseren Kindern beizeiten gute Tischsitten beibringen, geraten sie später nicht in Verlegenheit.

Gute Tischmanieren lassen gewisse Schlußfolgerungen zu. Brillat-Savarin war darin Meister: »Sage mir, wie du ißt, und ich sage dir, wie du bist.« Allerdings ist sein anschließendes Beispiel von der Brautwahl des Herrn Borose und seiner glücklichen Ehe nicht gerade ermutigend. »Im Alter von 28 Jahren hielt Herr von Borose es für angemessen, sich zu verheiraten. Er wollte seine Zukünftige nur bei Tisch sehen, und nachdem er dreimal mit ihr gespeist hatte, war er hinlänglich überzeugt, daß sie hübsch, gut und geistreich sei.« Die Ehe war glücklich. Nur wurde Herr Borose bereits nach 18 Monaten Witwer . . .

Spruchweisheiten

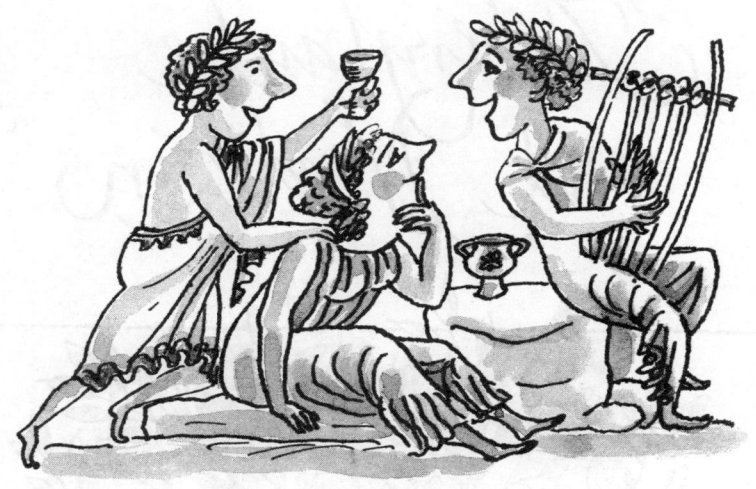

»Stets, wenn Fröhlichkeit im Volk
die Herzen erfüllet,
und es schmausen die Gäste im Saal
und lauschen dem Sänger
Bank an Bank in Reihn.
Und rundum über den Tischen
türmen sich Brot und Fleisch,
und der Mundschenk schöpft aus dem Mischkrug
funkelnden Wein und trägt ihn herbei
und füllet die Becher:
Das ist köstlich, ist weit und breit
das Schönste auf Erden.«
Aus einer alten griechischen Überlieferung

Unschöne Schüsseln, sie verleiden
Auch den allerfeinsten Bissen,
Zierlich gieb, wenn auch bescheiden,
Und dein Gast wird nichts vermissen.
Aus: Kudriaffsky, Die historische Küche

Aberglaube und Medizin

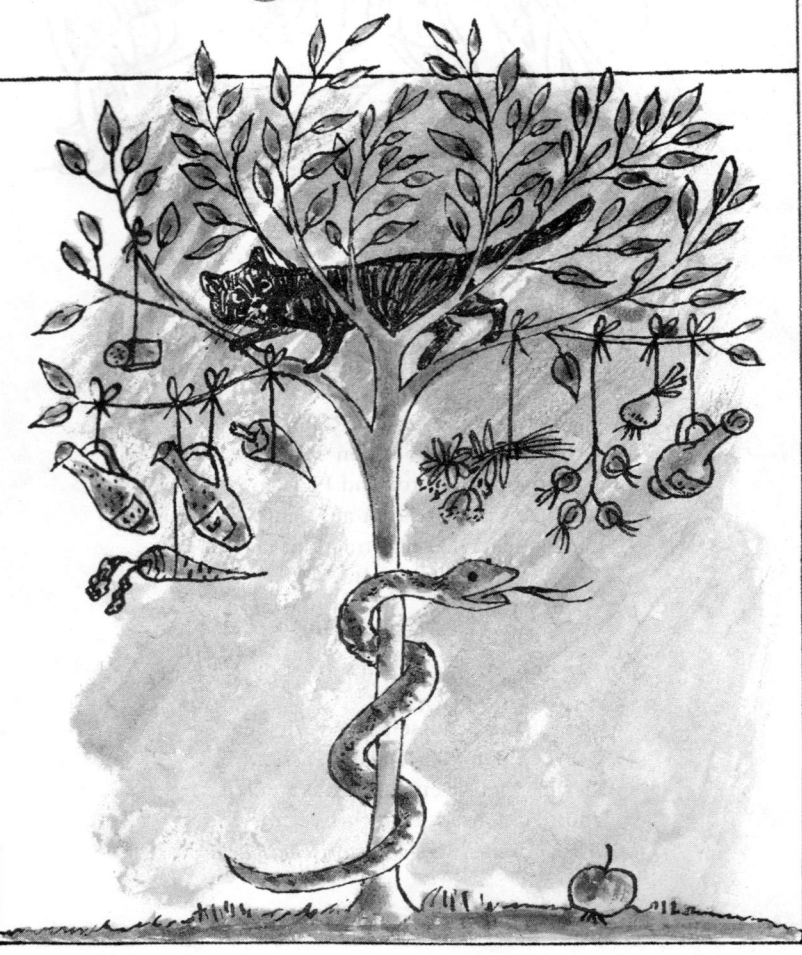

Sobald die Menschen über ihre Ernährung nachzudenken begannen, muß es ihnen offenbar geworden sein, daß einiges von dem, was sie aßen, krank machte oder sogar tödlich war, anderes dagegen wohltat oder gar Beschwerden linderte. Es war also kein allzu großer Sprung zu dem Gedanken, bestimmte Nahrungsmittel und Speisen könnten Krankheiten heilen, Gesundheit erhalten.

Schon die alten Griechen unternahmen den Versuch, den medizinischen Wert der Nahrung aufzuspüren. Sie schrieben sorgfältig alles auf, was sie aßen, und notierten sich dabei, ob die Speisen harntreibend, abführend, stopfend, gut für Herz und die inneren Organe waren. So mancher kluge Kopf, oft Arzt und Naturforscher in einer Person, hat dabei Pionierarbeit geleistet und empirischen Erkenntnissen durch neue Fragestellungen und Forschungsmethoden eine wissenschaftliche Grundlage gegeben.

Unsere heutigen Küchenkräuter wurden in alten Zeiten fast alle in erster Linie als Heilmittel verwendet. Es ist erstaunlich, daß von den 400 Heil- und Gewürzpflanzen, die Hippokrates bereits im 5. Jahrhundert v. u. Z. ausführlich beschrieben hat, heute von uns in Küche und Labor noch fast die Hälfte genutzt werden, unter ihnen Lavendel, Basilikum, Fenchel, Thymian und Melisse. Das indische »Lied vom Knoblauch«, in dem Knoblauch als Allheilmittel besungen wird, stammt ebenfalls aus dieser Zeit.

Der Grieche Theophrastus, Philosoph und Naturwissenschaftler, hat uns beispielsweise Einzelheiten über die Heilwirkung von Minze, Majoran, Pfeffer und Thymian hinterlassen. Das umfassende Buch des Griechen Dioskurides, in dem er mehr als 600 Gewürz-Heilpflanzen ordnend dargestellt hat, diente den mittelalterlichen Kräuterexperten bis ins 16. Jahrhundert als eine Art Standardwerk. Darin lobt er unter anderem Melisse, Salbei und Süßholz, preist Anis und Fenchel. Auch die Theorien des Römers Galenos, Arzt und Naturforscher aus Pergamon, über die Heilwirkung der Kräuter besaßen bis ins 16. Jahrhundert hin Gültigkeit. Plinius der Ältere hat sich mit seiner zehnbändigen Pflanzengeschichte, auf der auch viele mittelalterliche Kräuterbücher fußten, ebenfalls große Verdienste erworben. Und nicht zu vergessen Paracelsus, der berühmte Arzt und Alchimist des Mittelalters . . .

Mancher Forscher, der sich nicht scheute, die Wirkung einer Pflanze am eigenen Leib zu testen, mag dabei sein Leben gelassen haben. So erprobte der erste bedeutende deutsche Botaniker, Konrad von Gesner, im Jahre 1565 die Wirkung von zwei Drachmen Arnika – eine unter anderem anregend, gefäßerweiternd, entzündungshemmend wirkende Arzneipflanze aus der Familie der Korbblütler – an sich selber. Unmittelbar nach dem Experiment schrieb er auf, die Dosis sei ihm gut bekommen. Eine Stunde später war er tot.

Man erkannte damals schon viel Richtiges, aber mancher Pflanze wurden auch die unwahrscheinlichsten Heilkräfte zugeschrieben. Neben wissenschaftlichen Erkenntnissen kursierten gleichzeitig tollkühne, frei erfundene Eigenschaften der Kräuter unter den Leuten, besonders Zweckmärchen von Gewürzhändlern 79

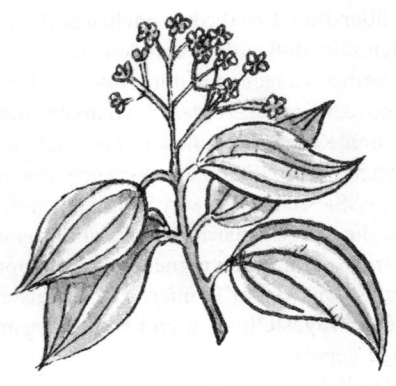

und Quacksalbern. Mancher Aberglaube hat sich sogar recht lange gehalten. Bei den alten Römern war der Glaube an die Allheilkraft bestimmter Pflanzen besonders groß. Cäsar soll, als er die Botschaft vom Tod eines Freundes vernahm, bestürzt ausgerufen haben: »Aber er hatte doch Salbei im Garten!« Plinius der Ältere versprach allen, die Anis aßen, ein jugendliches Aussehen und einen angenehmen Atem. Leuten mit sehgeschwächten Augen empfahl er Fenchel. Sellerie gehörte seit eh und je zu den umstrittenen Pflanzen. In alten Tagen galt er nicht nur als potenzsteigernd, sondern auch als Todesbote. Wurde in Rom ein Todkranker vorbeigefahren, machte man einen großen Bogen um ihn und murmelte: »Er braucht Sellerie« – was die Leute jedoch nicht daran gehindert haben soll, beim Leichenschmaus bedenkenlos reichlich Sellerie zu verzehren.

Im alten Rom liebte man Kohl, der in großen Mengen angebaut und als heilkräftige Kost verzehrt wurde. Im Laufe der Jahrhunderte machte man sich in Europa mehr und mehr Kräuter und Gemüse in der Küche zunutze. Karl der Große sorgte durch verschiedene Dekrete nicht nur für den Anbau von Heilkräutern und Küchengewürzen – unter anderem Dill, Koriander, Knoblauch, Petersilie und Kerbel –, sondern auch für den Anbau von Porree, Sellerie, Möhren, Zwiebeln, Salat, Pastinaken, Kohl und Mangold, wie aus den Anbauplänen des Klostergartens von St. Gallen ersichtlich ist. Das Mißtrauen gegen manches Gemüse beruhte auf althergebrachten Vorurteilen. Hauptsächlich beschuldigte man es, Kopfweh, Blähungen und Melancholie zu erzeugen.

Obwohl die Kenntnisse über den medizinischen Wert von Kräutern, Gemüse, Getränken und anderen Speisen von Jahrhundert zu Jahrhundert wuchsen, mischten sich mit der beweisbaren Wahrheit immer wieder neue, frei erfundene Vorstellungen und Aberglauben. Bis ins späte Mittelalter bewahrte die Medizin einen großen Teil ihres geheimnisvollen Charakters.

Wer sich vor Hexen fürchtete, griff zu Angelika, Beifuß oder Kümmel. Um den Mut zu stärken, aß man Wermut und Vanille. Aus Furcht vor der Pest wurde viel Wacholder oder Angelika gegessen, aus Angst vor Schwindsucht Ysop. Majoran verzehrte man, weil er angeblich Mensch und Tier vor Krankheiten schützte. Zitronenmelisse war dazu auserkoren, Hysterie und Gedächtnisstörungen zu heilen, die Zwiebel sollte Haarausfall, Blindheit, Schlangenbiß und Liebeskummer und auch das Schnarchen der Männer kurieren. Und was das Nelkenpulver anbetraf, so glaubte man, daß es, auf den Kopf gestreut, besser gegen kalte Füße helfe als warme Socken.

Glaube, Hoffnung und Aberglaube mögen oft eine genauso große Rolle in der Heilkur eines Patienten gespielt haben wie die »Arznei« selbst. Was harmlose Gaben der Natur Gutes bewirken können, wenn nur das rechte Vertrauen des Patienten und die Diplomatie des Arztes zusammentreffen, zeigt eine hübsche Anekdote über Alexandre Dumas.

Der französische Autor und Feinschmecker, ein Mann von beachtlicher Leibesfülle, erhob sich von seinem Schreibtisch nur, um seinen Platz am Eßtisch einzunehmen, wo er in raffinierten Gerichten schwelgte und seinen geliebten französischen Wein trank. Als der Dichter bei seinem Arzt über Magenbeschwerden klagte, riet dieser ihm, jeden Tag einen Apfel zu essen, und zwar direkt unter dem »Arc de triomphe«! Dumas befolgte gewissenhaft diesen Ratschlag – und war beeindruckt. »Ein Wunder«, sagte er später, als sich der Erfolg (des täglichen Spazierganges) einstellte.

Der Ratschlag von Dumas' Arzt erinnert an Plinius, der Leuten, die über Verdauungsstörungen klagten, Minze als Heilmittel empfahl: Minze heile die Milz, allerdings nur, wenn man sie neun Tage hintereinander im Garten abäßt, ohne sie zu pflücken! Wohl möglich, daß die tägliche »Bückmassage« das eigentliche Heilmittel war.

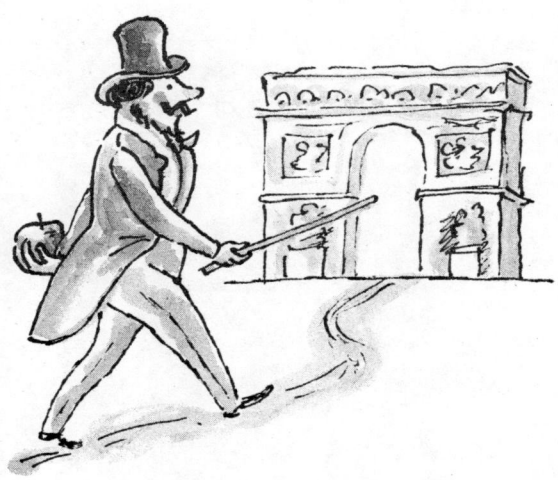

Alle ernsthaften Krankheiten verlangen fachmännische Behandlung und wirksame Arzneimittel. Aber einem nicht geringen Teil unserer kleineren Wehwehchen könnten wir durchaus mit einem Wechsel der Speisen, die mehr »natürliche Nahrungsmittel«, Kräuter, Gewürze und Gemüse, einschließen, vorbeugen. Auch etwas weniger essen, weniger trinken und nicht rauchen hilft. Oder wie wär's, wenn wir Alexandre Dumas' Kur recht oft nachahmten? Es muß nicht der Arc de triomphe sein!

Damals und heute

Damals warnte man vor Porree: »Item wer vil lauchs isset, dem brenget er heubtwee, und er brenget dem Menschen böse dreume.«
Peter Schäffer (15. Jahrhundert)

Heute steht fest, daß Porree wie viele Gemüsesorten vitamin- und mineralreich ist.

Damals glaubte man vom Majoran: »Sein Saft auff die zungen gestrichen bringet er die spraach widerumb / sterkt das hirn und die gedecktnuß.«
Leonhard Fuchs (16. Jahrhundert)

Heute machen wir uns seine verdauungsfördernde Wirkung zunutze.

Damals galt Wermut als »ein bewert und berühmt Gewächs, beynahe zu allen Gepresten des inwendigen und des ausserlichen Leibs«.
Hieronymus Bock (16. Jahrhundert)

Heute schätzen wir ihn als Tee, um die Leber-, Gallen- und Nierentätigkeit anzuregen.

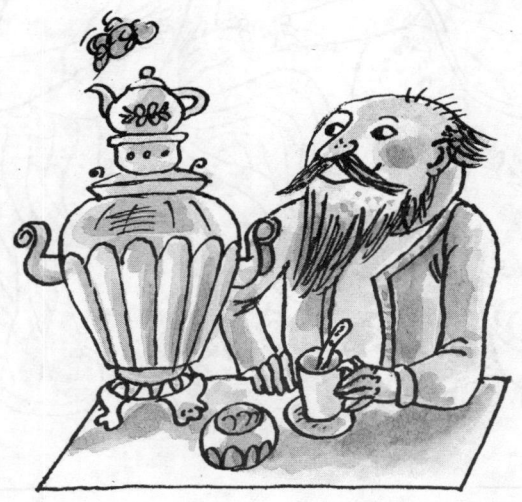

Küchentips für Liebesleute

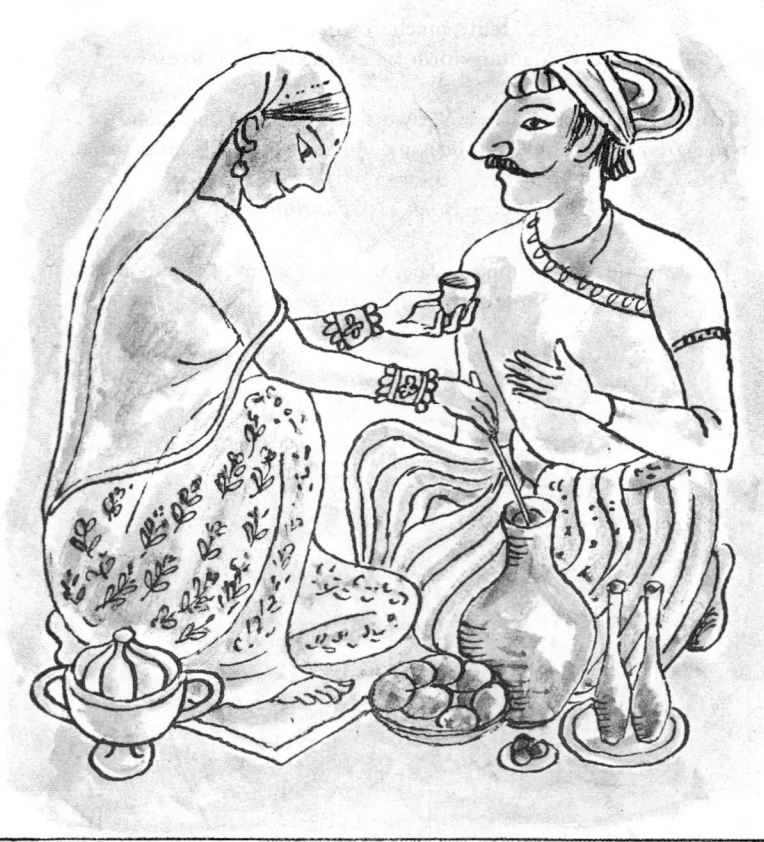

Der Sitz der Gefühle ist der Magen.
Griechisch

Basilikum wirft Jungfrau'n um.
Deutsch

Zwei Methoden, das andere Geschlecht zu verführen? Welche ist die bessere, welche führt schneller oder überhaupt zum Ziel? Braucht man womöglich beide – gutes Essen und gewisse »Liebesmittel«? Schafft Knoblauch wirklich Lust und Kraft und vor allem Mut? Wirkt er anziehend oder abstoßend?

All die Jahrhunderte hindurch haben geschäfstüchtige Leute erfolgreich mit allerlei Liebespulvern gehandelt und vielversprechende Pillen gedreht, um müde Liebhaber anzufeuern, haben geheimnisvolle Tränke gebraut, um das Herz kühler Schönheiten zu erwärmen.

»Experten« der Verführungskunst geben jedoch fast immer einem guten Mahl die bessere Chance, das geliebte Wesen für sich zu gewinnen. Casanova sagte es offen heraus: »Jede Frau ist für gutes Essen anfällig.« Wie steht es diesbezüglich mit den Männern? Sie »sind Bestien, darum ist es höchst wichtig, die Kerle gut zu füttern«, empfiehlt Oscar Wilde.

Auch jener ausschweifende viktorianische Major, der einen jungen, in Sachen Liebe noch unerfahrenen Freund unterwies, hielt das Essen für besonders erfolgversprechend: »Versuch nie, ein Mädchen zu verführen, bevor du ihr nicht den Magen mit gutem Essen und Wein gefüllt hast. Laß das Essen wirken. Nimm dir Zeit; ein gutes Mahl ist schon der halbe Weg zum Ziel.«

Daß dies ebenso auch bei Männern wirkt, sagt die Legende von dem wunderschönen Bauernmädchen, das das Herz eines reichen Prinzen durch ein einfaches Mahl, das nur Pfennige kostete, gewann: Sie tischte Reis und gebackenen Fisch auf, Butter mit Kräutern, Joghurt, aromatisiert mit Muskatblüten, Kardamom und Zimt, und eiskaltes kristallklares Quellwasser, parfümiert mit dem Holz der Aloe und vom Wohlgeruch frischer Begonienblüten durchdrungen.

Der Anblick appetitlicher Speisen, der Reiz ihres Duftes, der Genuß, den Zunge und Lippen bei der Berührung wohlschmeckender Speisen empfinden – sie sind wohl geeignet, uns in Hochstimmung zu bringen. Aber natürlich kann jeder Liebesanwärter mit dem besten Essen der Welt eine Niederlage erleiden. Womöglich hat die angebetete Person jemand anderen im Sinne oder verspürt ganz einfach keine Liebeslust?

In solchen Fällen bleibt als letzter Versuch immer noch, eine oder mehrere der unzähligen »Substanzen« auszuprobieren, die seit eh und je in dem Ruf stehen, einen Mann liebesfähig und eine Frau liebeswillig zu machen.

Könnte die griechische Göttin Aphrodite vom Olymp herabsehen, sie würde feststellen, daß die meisten die Liebe angeblich stimulierenden Mittel – nach ihr Aphrodisiaka genannt – noch immer bekannt, wenn nicht gar im Gebrauch sind. 85

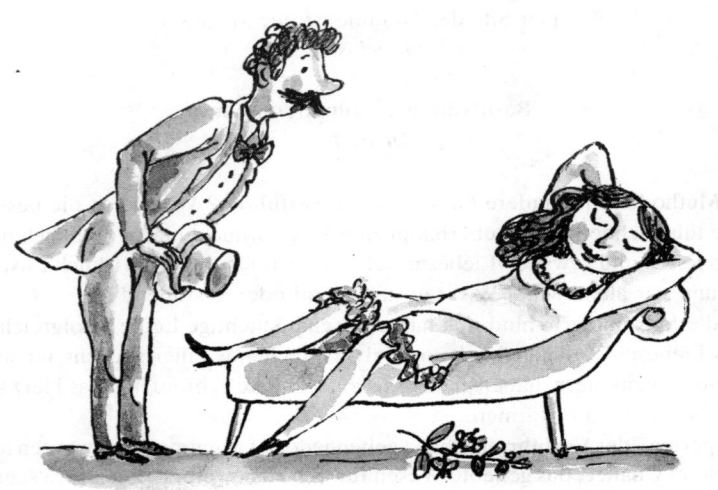

Sie haben bis heute ihren Reiz nicht verloren – und sei es auch nur in Gesprächen über dieses heikle Thema.

Der Versuch, auch nur eine einzige Pflanze zu nennen – das gewöhnliche Gras vielleicht ausgenommen –, die nicht zu irgendeiner Zeit als liebesfördernd gegolten hätte, würde schwerfallen. Vor allem seltene Kräuter und kostbare ausländische Gewürze hatten hier ihren besonderen Platz, denn man glaubte, exotische Würzstoffe müßten auch erotisch anregend sein. Anis galt im Mittelalter als besonders potenzfördernd.

»Enyß in Speis gegessen bringet Begirde zu ehelichen Werken«, hieß es. Galgant, ein Gewächs aus der Ingwerfamilie, rege »die körperlichen Gelüste an«, Ingwer solle angeblich schwerfällige Ehemänner provozieren, Kerbel dem erschöpften Körper wieder auf die Beine helfen, Kardamom verstärke das Liebesverlangen der Frau, Nelken, Safran und Senfkörner vermögen zur Unkeuschheit zu verlocken und Thymian zur Liebe geneigter zu machen. Selbst die Zwiebel mußte als Liebesmittel herhalten. »Willst du die Liebe einer Frau erringen, gib ihr eine Zwiebel«, rieten die Alten.

Allerdings waren die Vorstellungen und Mutmaßungen, welche Nahrungsmittel am sichersten und schnellsten liebesfördernd wirken, recht unterschiedlich. Was dem einen ein Aphrodisiakum, war dem anderen ein Schlafmittel.

Von der weißen Seerose glaubte man, sie dämpfe den Geschlechtstrieb. Kümmel sollte angeblich die Liebe vertreiben, Salz den Samen tilgen, Hopfen sexuelle Erregung unterdrücken. Lattich besänftige und versetze das starke Geschlecht in die Lage, das schwache zu vergessen, hieß es. Womöglich haben die Mönche deshalb soviel Grünzeug in ihren Klostergärten angepflanzt?

Wenn ein wärmstens empfohlenes Mittel tatsächlich wirkte, so war dabei sicherlich der Wunsch Vater des Gedankens. An ermunternden Redensarten, die den Effekt der gepriesenen Stimulanzien verkünden, mangelt es bis heute nicht: »Ich würze den Salat mit Dill, und du mußt machen, was ich will« oder »Besteckt die Braut mit Rosmarin, die Liebe wird nie mehr entfliehn«.

Eine andere Spruchweisheit aus der Antike betraf den Sellerie: »Wenn eine Frau wüßte, welche Glut im Sellerie ruht, sie würde jeden Tag einen Boten nach Rom schicken, um ihrem Ehemann Selleriesalat aufzutischen.« Da haben wir's heutzutage einfacher, die gepriesene Ware steht tafelfertig und griffbereit in jedem Konsumregal.

Schon Madame Pompadour schwor auf dieses Gemüse und trank literweise Selleriesuppe. Über den Erfolg hat sie uns freilich nichts Konkretes hinterlassen; aber die Tatsache, daß sie den König ziemlich lange zu fesseln verstand, mag spaßeshalber als Beweismittel dienen.

Viele Pflanzen werden den Aphrodisiaka hauptsächlich ihrer Form wegen zugeschrieben, zum Beispiel die Mohrrübe, die Venus als gute Assistentin in Liebesangelegenheiten ansah, oder auch die Gurke, ganz besonders aber Ginseng und Mandragora. Letztere, eine auch als Alraun bezeichnete Wurzel, soll durch Assoziationen mit dem menschlichen Körper sexuell stimulierend wirken. Aber jeder sieht es anders.

Ginseng galt schon in alten Zeiten als Allheilmittel, auch wirksam für Liebeskranke. Die Wurzel war sehr kostbar und wurde oft in Seide eingewickelt an den

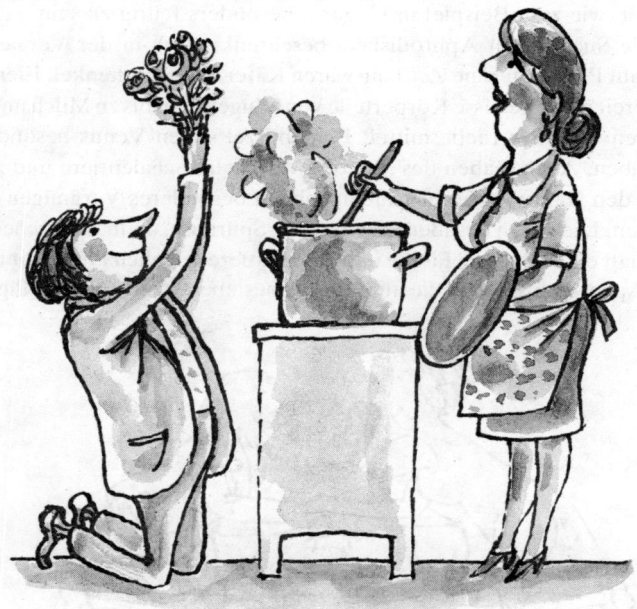

Mann gebracht. Der Empfänger mußte Nase und Mund bedecken, bevor er die Wurzel auspackte. Danach wurde sie in einem doppelwandigen Silberkessel gekocht und der Aufguß entweder mit Reiswein vermischt oder pur schluckweise getrunken. Zweifellos hatte bei soviel Aufwand wiederum der Glaube an die Wirkung seine Hand im Spiel. Wenn wir auch bis heute keine glaubhafte Bestätigung haben, was die Auslösung des ersehnten Liebesverlangens betrifft, so wissen wir eins: Die Wurzel hat einen günstigen Einfluß auf den allgemeinen Gesundheitszustand und wirkt als Stärkungsmittel bei Erschöpfungszuständen. Nach »Ginsenggold« besteht auch bei uns große Nachfrage. Warum sollte man nicht im Zweifelsfall an ihre aphrodisierende Wirkung glauben?

Was Knoblauch betrifft, den die Indianer sogar zu ihrem Abgott machten, so gibt es in unseren Tagen wohl niemanden, der ihm seine medizinischen Qualitäten abspricht. Viele Köche sehen in ihm den König unter den Gewürzen, wie einst Pythagoras. Von Leuten, die Knoblauch zehenweise verzehren, behauptet man, sie seien heißblütige Liebhaber!

Liebesleute, die den Mut aufbringen, die »sagenhafte« Wirkung des Knoblauchs an sich selbst auszuprobieren, müssen eines tun: vorher beide Knoblauch essen! Und hinterher möglichst viel Petersilie, die den »Duft« etwas eindämmt, verzehren.

Auch Pfeffer und Paprika gelten vielerorts noch immer als wirksame Aphrodisiaka. Nicht umsonst bescheinigt man Leuten aus Landstrichen, wo man sehr viel Paprika ißt, wie zum Beispiel in Ungarn, besonders feurig zu sein.

Aber die Suche nach Aphrodisiaka beschränkte sich in der Vergangenheit nicht nur auf Pflanzen. Eine Zeitlang waren Käfer, Froschschenkel, Eier, Krebsfüße, Innereien und gewisse Körperteile von Säugetieren bis zu Milch und Rogen von Fischen begehrte Liebesmittel. Putenbürzel sollen Venus besonders entflammt haben. Auch Gaben des Meeres, Muscheln, Schalentiere und Austern, zählen zu den Nahrungsmitteln, die angeblich besonderes Vergnügen zu zweit verursachen. Die Alten besaßen oft eine gute Spürnase, denn inzwischen hat die Wissenschaft entdeckt, daß Fische und Schalentiere reichlich Phosphor und Glyzerin-Phosphate enthalten, die für das Liebesleben wohl nicht völlig bedeu-

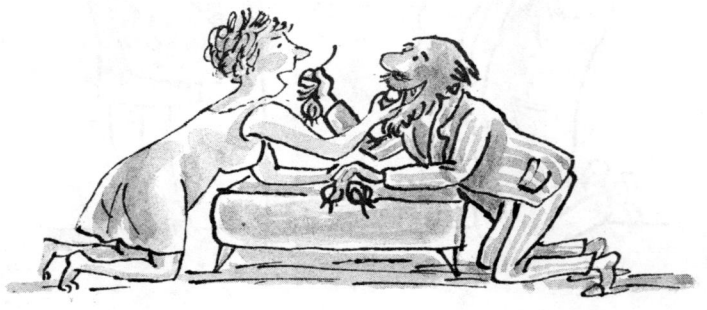

tungslos sind. Fontane gar läßt seinen Stechlin im Phosphorgehalt noch mehr Wirkung vermuten: »...Phosphor, so heißt es, macht helle...«

Daß Liebesmittel beileibe nicht alle harmlos waren, ist allerdings auch überliefert. Lukullus zum Beispiel, der vielstrapazierte römische Feldherr, Tafelprotz, Feinschmecker und Vielfraß in einer Person, starb an einem zu stark dosierten Trank, der seine Potenz auffrischen sollte.

Und was hat es mit dem Alkohol auf sich? Ist er Liebeshelfer oder Liebestöter? In keinem Fall macht er sinnlicher, höchstens hemmungsloser, schwächt den Willen, »nein« zu sagen. Aber ein Gläschen oder zwei eines guten Tropfens sind durchaus in der Lage, uns in Stimmung zu bringen und das Blut schneller kreisen zu lassen. Wer klug ist, sollte zum Weißwein greifen, wird empfohlen. Er enthält am meisten Phosphor. Der gleiche Grund soll auch dem Sekt die Rolle des Verführers erleichtern. Zu große Mengen verderben jedoch das Spiel. »Vieles Trinken«, läßt Shakespeare den Pförtner in »Macbeth« sagen, »ist ein Zweideutler gegen die Buhlerei; es schafft sie und vernichtet sie; treibt sie an und hält sie zurück; macht ihr Mut und schreckt sie ab...«

Die Zahl der »Liebestränke« – mit und ohne Alkohol – ist Legion, ihre Wirkung – wie beschrieben – zumindest sehr umstritten. Wenn ein solches Liebesgetränk aber auf eine so schöne Legende zurückgeführt wird wie der mexikanische Liebestrank – wer möchte dann nicht doch ein wenig an seine Zauberkraft glauben?

Das wunderschöne Mädchen Vanila liebte einen jungen Mann namens Chocolatl. Ein böser Zauberer, der weder Glück noch Liebe in seiner Nähe ertragen konnte, verzauberte die beiden jungen Menschenkinder in Pflanzen: Chocolatl in einen Baum und Vanila in eine Orchidee. Doch die beiden vermochte nichts zu trennen.

Die Pflanze Vanila rankte sich fortan um den Baum Chocolatl so, wie sie es als Mädchen getan hatte. Die Menschen, die sich aus den Früchten des Baumes und der Orchidee einen Trank bereiteten, spürten, wie alle Furcht und Bitterkeit aus ihrem Herzen wich, und empfanden nur noch Liebe. In Mexiko wird noch heute aus Kakao und Vanille ein Liebestrank bereitet.

Mexikanischer Liebestrank

2 Vanilleschoten
1 l Milch
4 Eßl. Kakao
$1/4$ l Wasser
2 Eßl. Honig
4 Eßl. Zucker
1 Messerspitze Cayennepfeffer
1 Prise Salz
4 Likörgläser Rum

Die Vanilleschoten etwa 10 Minuten in der Milch erhitzen. Dann die Schoten halbieren und das Mark mit dem Teelöffel ausschaben. Mit Kakao und Wasser verrühren, in die heiße Milch schütten. Honig und Zucker zufügen, Pfeffer und Salz zugeben. Topf vom Feuer nehmen und schaumig rühren. Heiß in Gläser füllen und am Tisch jedes Glas mit einem Likörglas Rum auffüllen.

Liebestrank nach kubanischer Art

2 Stück Würfelzucker
8 Tropfen Curaçao
1 Glas Portwein oder Madeira
1 Scheibe Zitrone
1 Messerspitze geriebene Muskatnuß
Zucker mit dem Likör benetzen. Mit Wein auffüllen und in einem Tiegel auf dem Feuer erwärmen. Kurz vor dem Sieden vom Feuer nehmen, in ein Glas gießen und heiß mit der Zitronenscheibe, die mit Muskatpulver bestreut ist, servieren.

Rosmarinwein

stärkt den Kreislauf und macht zur Liebe geneigt.
5 EßI. frischer Rosmarin und 1 l Weißwein
6 Tage ziehen lassen. Gelegentlich schütteln und zum Schluß durchseihen. Täglich ein Gläschen voll trinken.

Kräutertee gegen Frühjahrsmüdigkeit

1 Teel. Ringelblume
1 Teel. Salbei
1 Teel. Tausendgüldenkraut
Die Kräuter mit 1 Tasse kaltem Wasser aufsetzen und aufkochen lassen. Vom Feuer nehmen und drei bis fünf Minuten ziehen lassen. Abseihen und trinken.

Heute sind sich viele Wissenschaftler darin einig, daß die meisten erotisierenden Mittelchen nicht wirksamer sind als alle sogenannten Verjüngungsmittel. Wenn sie dennoch helfen, so verdanken sie das vor allem der Einbildung.

Letzten Endes gibt es nur ein einziges wirksames Liebesmittel: die Tiefe des Gefühls, die eigene Aktivität und die physische Attraktivität. Niemand vermag das besser auszudrücken, als es Hekoten von Rhodos, Neros Lehrer, vor Jahrtausenden getan hat: »Ich kann dir kein Liebesmittel nennen, keine Medizin, keine Kräuter, keinen Zauberspruch einer Giftmischerin: Willst du geliebt werden, dann liebe!«

Spruchweisheiten

Keine Liebe ist aufrichtiger als die Liebe zum Essen.
George Bernard Shaw

Man soll keinen Hungrigen ansprechen oder grüßen.
Litauisch

Ein Mann mag kein Herz haben,
aber bestimmt hat er einen Magen.
Mongolisch

Schöne Weiber kochen nit gern.
Aus: Der gepfefferte Spruchbeutel

Von der Suppe und der Liebe
sind die ersten Löffel voll die besten.
Spanisch

Wo Bacchus das Feuer bläst,
sitzt Venus am Kachelofen.
Schwedisch

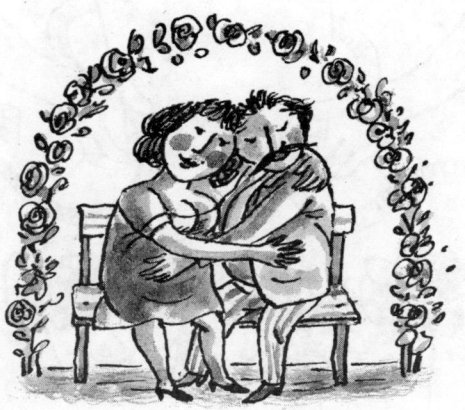

Eßzentrale – bitte melden!

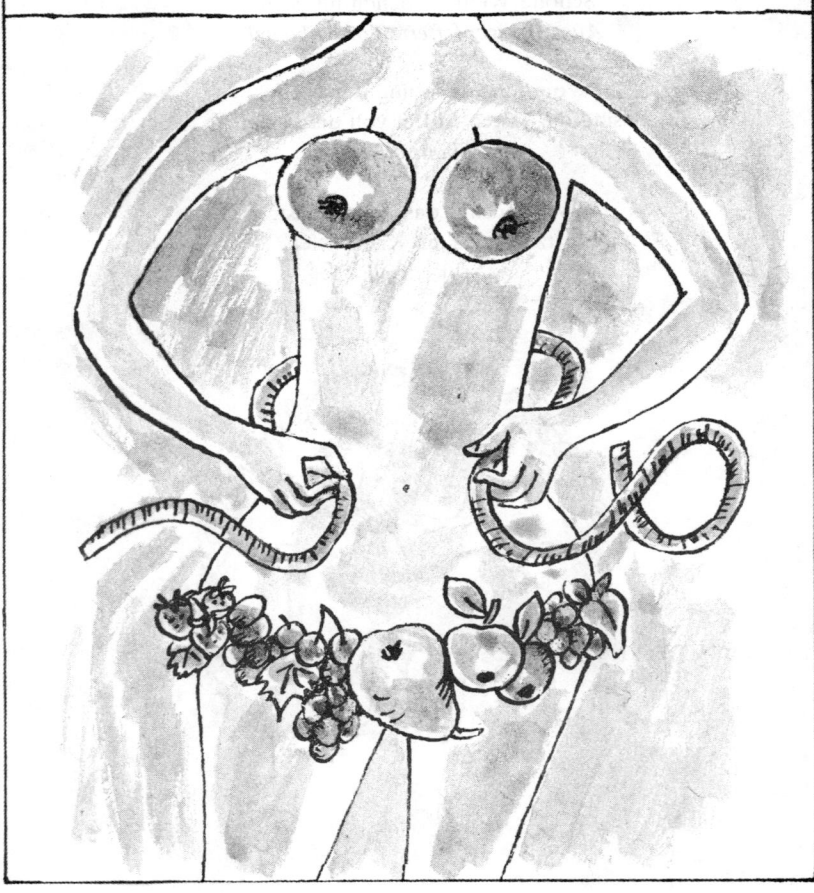

Die meisten von uns essen mehr, als sie tatsächlich an »Kraftzufuhr« brauchen, und legen sich dabei zu ihrem Leidwesen oft in kurzer Zeit ein Fettpolster an, das sie dann nur schwer loswerden. Das Vergnügen ist kurz, aber die Reue ist lang. Doch wer sagt uns, wann wir aufhören sollen zu essen, bevor es zu spät ist? Die Natur hat uns ursprünglich mit einem nützlichen Signalsystem versehen. Warnende Signale sagen uns, wann wir hungrig und wann wir satt sind, denn der leere Magen ruft ein Gefühl des Unbehagens, der gefüllte Behaglichkeit hervor. Leider funktioniert dieses System nicht zuverlässig. Die Tatsache, daß sich jeder dritte mit einem unglücklichen Taillenmaß abplagt, beweist, wie schwer es ist, die Gabel beizeiten aus der Hand zu legen.

Doch wir müssen, ob wir wollen oder nicht, mit uns strenger umgehen und uns dazu ermutigen, wieder Einfluß auf den Beginn und das Ende einer Mahlzeit zu nehmen. Daß das möglich ist, beweisen die Schlanken unter uns. Sie halten sich in der Regel an die alte Redensart: »Man sollte aufhören, wenn es am besten schmeckt.«

Doch generell gilt: Wir müssen die »Eßzentrale« im Gehirn zur Disziplin erziehen. Unsere primitiven Vorfahren hatten es in dieser Hinsicht einfacher, sie waren nicht der ständigen Versuchung ausgesetzt, Schokolade und Kuchen zu naschen oder gesüßte Säfte zu schlürfen. Es gab auch keine Bockwurst- und Eisstände, keine Delikatessengeschäfte, keine anregenden Rezeptfotos, keine überladen gedeckten Tische. Unsere Vorfahren brauchten noch die Fähigkeit, in Überflußzeiten Fettreserven für magere Monate anzulegen. Das haben wir nicht mehr nötig. Dafür sind wir von anderen »Eßgefahren« umgeben.

Ständig übermitteln Augen, Nase und Ohren dem Gehirn diensteifrig, was sie sehen, riechen, hören, und schon fließt uns das Wasser im Munde zusammen, stellen sich die Verdauungssäfte auf Aktion ein. Wir verspüren ein Gefühl des Appetits. Kein Wunder, wenn die inneren Steuerungsreize durcheinandergeraten und die Lust auf Leckerbissen die Oberhand gewinnt.

Aber es gibt noch einen anderen Faktor, der überschüssige Pfunde einträgt: alte Eßgewohnheiten. Trotz aller klugen und kontinuierlichen Ernährungsaufklärung in Presse, Funk und Vorträgen essen viele von uns noch immer so, wie sie es von Kind an gewohnt sind, also oft zu fett, zu süß, zu gleichförmig und zuviel, treten trotz moderner technisierter Lebensweise bei der Ernährung in die Fußstapfen von Großvater und Großmutter, die körperlich schwer arbeiten mußten und daher mehr Nahrung brauchten.

Die meisten Dicken versuchen sich damit zu trösten, Übergewicht sei ihr persönliches Schicksal, Folge ihres gestörten Stoffwechsels oder eine unglückliche Erbanlage. »Natürlich hat jeder Mensch seine individuelle Erbanlage. Der eine ißt viel und bleibt trotzdem schlank, der andere ißt relativ wenig und setzt doch leicht Fett an. Hier hilft nur eines – sich in der Lebensweise entsprechend einzurichten. Wer zum Dickwerden neigt, muß sich viel bewegen und angemessen essen«, empfiehlt der Ernährungswissenschaftler Professor Haenel.

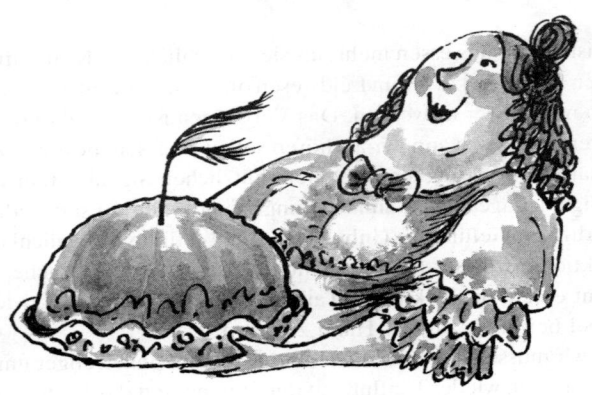

Nicht der gestörte Stoffwechsel, sondern ein gestörtes Verhältnis zum Essen ist in der Regel die Ursache für zuviel angesetztes Fett. Hinzu kommt der Mangel an körperlicher Bewegung. Wenn wir uns ein wenig umsehen, können wir feststellen, daß dicke Eltern gewöhnlich auch mollige Kinder haben, weil Eßgewohnheiten »ansteckend« wirken. Eltern tragen eine große Verantwortung, denn gerade in der frühen Wachstumsphase, im Säuglingsalter, legt der Körper genetisch, aber auch ernährungsbedingt eine Anzahl Fettzellen an. Babys, die von der besorgten Mutter aus reiner Liebe überfüttert werden, entwickeln mehr Fettzellen als normal ernährte.

Einmal erworbene Fettzellen wird der Körper sein Leben lang nicht mehr los. Sie können sich bei unvernünftiger Ernährung bis auf das Mehrfache ihres Volumens ausdehnen. Zwar schrumpfen sie bei Nahrungsmangel oder Abmagerungskuren zusammen, aber ihre Anzahl ändert sich nicht, ebenso wie ihre Tendenz, wieder prall und voll zu werden. Mit der alten Aufeß-Forderung »Blanker Teller – blanker Himmel« nutzen wir unseren Kindern also nicht, im Gegenteil, wir können damit unter Umständen nicht wiedergutzumachenden Schaden anrichten.

Wer es schafft, sein Körpergewicht, das er mit 22 Jahren hatte, möglichst das ganze Leben lang beizubehalten, hat die Forderung der Ernährungswissenschaftler erfüllt – und einen Orden verdient. Wer es nicht schafft, sollte die Schuld bei sich selber suchen und seine Ernährungsgewohnheiten verändern.

Es gibt heute wohl kaum noch jemand, der nicht über die Prinzipien gesunder Ernährung Bescheid weiß. Um funktionstüchtig und gesund zu bleiben, braucht der Körper ein bestimmtes Maß an Nahrungsenergie, also Nährstoffe (Eiweiß, Fett, Kohlenhydrate), und Vitamine, Mineralstoffe und Ballaststoffe. Das steht überall ausführlich geschrieben. Ab und an ein Blick in eine entsprechende Tabelle kann helfen, die Mahlzeiten günstiger zusammenzustellen und unter den Nahrungsmitteln die »Dickmacher« zu erkennen.

Übersicht zur ungefähren Zusammensetzung wichtiger Lebensmittel nach Grundnähr-
stoffen und Energie (Angaben je 100 g eßbarer Substanz)

Lebensmittelgruppe	Energie kJ (kcal)	Eiweiß g	Fett g	Kohlen- hydrate g
1. Trinkvollmilch	250 (60)	3,3–3,5	2,5–3,5	4,8
2. Fettkäse	1 200–1 700 (300–400)	23–30	20–30	3–5
z. B. Rahmkäse, 50 % Fett i. T.	1 500 (370)	23	28	3
Vollfettkäse, 45 % Fett i. T.	1 700 (400)	26	29	5
3/4 Fettkäse, 30 % Fett i. T.	1 300 (300)	29	17	3
3. Magerquark	370 (88)	17	0,6	2
4. Speisefette	1 700–4 000 (400–950)	1–2	40–100	1–3
z. B. Schmalz	4 000 (950)	0	100	0
Markenbutter	3 100 (750)	1	79	1
frische Rahmbutter	1 800 (440)	2	45	3
Margarine	3 000 (710)	0	80	1
Sonnenblumenöl	3 900 (930)	0	100	0
5. Ei	710 (170)	13	11	1
6. Fleisch	880–2 400 (210–570)	10–20	10–60	0
z. B. Schweinefleisch, mittelfett	2 000 (480)	12	45	0
Rindfleisch, mittelfett	1 200 (280)	18	22	0
7. Wurst	1 300–2 300 (300–540)	12	25–50	0
z. B. Leberwurst	1 900 (450)	12	41	1
Mettwurst	2 300 (540)	12	52	0

Lebensmittelgruppe	Energie kJ (kcal)	Eiweiß g	Fett g	Kohlenhydrate g
Mortadella	1 500 (370)	12	33	0
Bockwurst	1 200 (290)	12	25	0
8. Geflügel	610–1 500 (145–365)	16–20	6–30	0
z. B. Brathuhn	590 (140)	21	6	0
Suppenhuhn	1 100 (270)	19	20	0
Ente	1 000 (240)	18	17	0
Gans	1 500 (360)	16	31	0
9. Fisch	340–710 (80–170)	15–20	0–10	0
z. B. Karpfen	630 (150)	19	7	0
10. Brot	1 000–1 700 (250–400)	6–10	1	50–80
z. B. Roggen-Mischbrot	1 000 (250)	6	1	51
Weißbrot/Brötchen	1 100 (260)	8	1	50
Knäckebrot	1 600 (380)	10	1	77
11. Getreideerzeugnisse	1 500–1 700 (370–400)	7–15	1–7	65–80
z. B. Reis, poliert	1 500 (370)	7	1	79
Haferflocken	1 700 (400)	14	7	66
Weizenmehl, Type 405	1 500 (370)	11	1	74
Weizenmehl, Type 630	1 500 (370)	11	2	72
12. Zucker	1 700 (400)	0	0	100
13. Schokolade	2 300–2 400 (550–570)	1–10	30–35	55–65
14. Kartoffeln	340–360 (80–85)	1–2,5	0	17–21
15. Hülsenfrüchte	1 500 (350–370)	20–25	1–2	55–65
z. B. Erbsen	1 500 (370)	23	1	61

Lebensmittelgruppe	Energie kJ (kcal)	Eiweiß g	Fett g	Kohlenhydrate g
Linsen	1 500 (350)	24	1	56
Bohnen	1 500 (350)	21	2	58
16. Gemüse	110–150 (25–35)	1–3	0	4–7
z. B. Möhren	150 (35)	1	0	7
Blumenkohl	130 (30)	2.5	0	4
grüne Bohnen	140 (33)	2	0	5
Rotkohl	110 (25)	1.5	0	5
17. Obst	170–230 (40–55)	0–1	0–1	8–15
z. B. Äpfel	210 (52)	0.3	0.3	12
Pflaumen	220 (53)	0.7	0.1	12

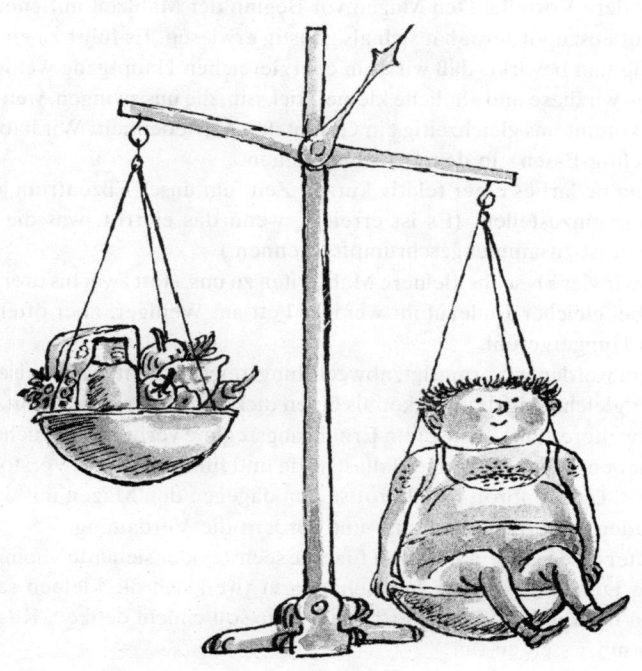

Wer wenig ißt, kann alles essen. Dabei müssen wir durchaus nicht wie Bernard Shaw zum Vegetarier werden. Obwohl er, und das muß gesagt werden, dabei 94 Jahre alt geworden ist! »Ich esse weder Fleisch, noch trinke ich Alkohol. Auch Tee und Kaffee sind bei mir gestrichen.«

Weniger streng läßt sich natürlich auch gesund leben. Wir müssen die gefährlichen Dickmacher nur kennen und müssen lernen, an der richtigen Stelle ein paar Abstriche zu machen. Der Alkohol hat es dabei mehr in sich, als mancher wahrhaben möchte. Etwa 5 Prozent der von unserer Bevölkerung insgesamt aufgenommenen Nahrungsenergie ist – Alkohol! Und 30 Prozent unserer Bevölkerung sind übergewichtig! Wer es also fertigbrächte, zum Beispiel abends statt drei nur ein Gläschen Bier zu trinken, wäre erstaunt, welche Wirkung das auf sein Gürtelmaß hätte.

Und da ist noch ein wichtiger Hinweis. Wir müssen lernen, langsamer zu essen, sehr langsam! Das ist nicht nur Balsam für die Gesundheit, sondern auch für die Figur. Es dauert nämlich eine gewisse Zeit, bis sich das Sättigungsgefühl einstellt, und wenn wir langsam und bedächtig jeden Bissen genießen, sind wir unter Umständen schon satt, bevor der Teller leer gegessen ist.

Eine »Appetitbremse« besonderer Art ist der Rohkostteller vor dem Hauptgericht – vor allem, wenn wir Gemüse und Obst recht langsam und genüßlich verzehren. Neben dem gesundheitsfördernden Vitamingehalt haben Rohkostsalate noch andere Vorteile. Den Magen vor Beginn der Mahlzeit mit energiearmer Kost gut auszupolstern, hat sich als günstig erwiesen. Es führt zu einer Art Vorsättigung und bewirkt, daß wir vom energiereichen Hauptgang weniger essen. Wenden wir diese und ähnliche kleine Tricks an, die uns zwingen, weniger zu essen, überkommt uns gleichzeitig ein Gefühl der Zufriedenheit: Wir haben das leidige »Richtig-Essen« in den Griff bekommen.

Im übrigen bedarf es einer relativ kurzen Zeit, um unser Eßzentrum auf das neue Regime einzustellen. (Es ist erreicht, wenn das eintritt, was die Leute »mein Magen ist zusammengeschrumpft« nennen.)

Nehmen wir vier bis sechs kleinere Mahlzeiten zu uns, statt zwei bis drei große, setzen wir bei gleicher Joulezufuhr weniger Fett an. Weniger, aber öfter essen dämpft das Hungergefühl.

Außerdem werden wir ermutigt, abwechslungsreicher, bunter zu speisen. Betrachten wir gleichzeitig den Zucker als einen dickmachenden Nichtsnutz, können wir ein weiteres Plus in unserem Ernährungsregime verbuchen. Kuchen und Kekse enthalten so gut wie keine Ballaststoffe und führen bloß zu Verstopfung. Vollkornbrot, Grahambrot, Mischbrot stellen dagegen den Magen mit weniger Joule zufrieden, liefern Ballaststoffe und fördern die Verdauung.

Aber – öfter essen ist kein Freibrief für eine sechste oder siebente »heimliche« Mahlzeit im Dunkeln vor dem Fernsehapparat (weil sich die kleinen salzigen Dinge so gut mit Bier und Wein vertragen). Man sollte nicht denken, Knabbern habe nichts mit Essen zu tun!

Zum Fett die richtige Einstellung zu erwerben, ist wohl am schwersten. Die meisten von uns essen zuviel Fett. Aber zuviel Fett ist schädlich. Wissenschaftliche Studien zeigen, daß besonders zuviel tierische Fette neben anderen falschen Ernährungs- und Lebensgewohnheiten am schnellsten zum Herzinfarkt führen. Wenn wir gesund bleiben wollen, müssen wir ganz einfach weniger davon verzehren. Doch Fett reduzieren heißt nicht, es ganz zu verbannen. Beide, sowohl das tierischer als auch das pflanzlicher Herkunft, sind notwendige Bestandteile unserer Nahrung.

Fett hat noch einen Vorteil. Es fördert die Aufnahme von Vitamin A, D, E und K im Körper. Ein weiteres Plus, das sich auf keinen Fall abwerten läßt, ist seine bedeutende Rolle als Würzmittel in der Küche. Viele der beliebten Aromastoffe, die unseren Appetit anregen und die Verdauung fördern, kommen im Fett vor. Sie sind es, die zum guten Geschmack einer Speise wesentlich beitragen, und sie stillen den Appetit weitaus mehr als die übrigen energiespendenden Nährstoffe.

Mit Fett müssen wir vorsichtig umgehen, weil sich viel davon — selbst im mageren Fleisch, in Eiern, besonders aber in Wurst und Kuchen — versteckt. Fingerdick Butter aufs Brot zu streichen und es obendrein noch zu belegen, ist deshalb viel zuviel des Guten.

Wurstesser, die Abend für Abend eine große gemischte Aufschnittplatte verzehren, haben es besonders nötig, ihre Eßgewohnheiten umzustellen. Die Gefahr liegt nicht nur im hohen Fettgehalt der Wurst, sie enthält auch durchweg zuviel Salz, mit dem wir ebenfalls sparsam umgehen müssen.

Den Käse ausgenommen, sind Milchprodukte wie Quark, Joghurt und Buttermilch wahre Edelsteine in unserer Ernährung. Die Empfehlung der Ernäh-

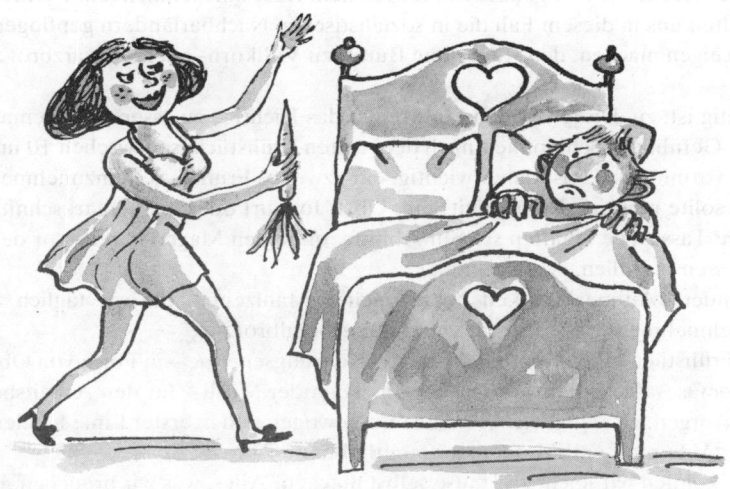

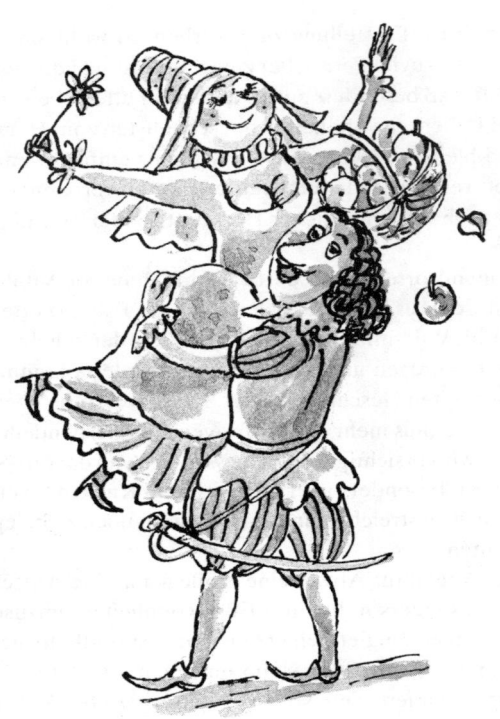

rungsexperten, mehr mageren 30prozentigen Käse zu essen, trifft jedoch angesichts des vielseitigen Angebots von fettreichem Käse auf ziemlich taube Ohren. Wir sollten uns in diesem Fall die in sozialistischen Nachbarländern gepflogene Sitte zu eigen machen, den Käse ohne Butter zu Vollkorn- oder Schwarzbrot zu essen.

Wichtig ist, zu den jeweiligen Mahlzeiten das Richtige zu essen. Wir kennen alle das Gefühl der Schlappheit nach dem ersten Frühstück, so zwischen 10 und 11 Uhr vormittags. Es ist daher wichtig, ein »zweites Frühstück« einzunehmen, aber es sollte nur eine Kleinigkeit sein. Obst, Joghurt oder eine Quarkschnitte und eine Tasse Tee schaffen schnell Abhilfe, ohne den Magen bereits vor dem Mittagessen zu füllen.

Besondere Aufmerksamkeit beanspruchen Mahlzeiten, die wir täglich zu Hause einnehmen: das Frühstück und das Abendbrot.

Das Frühstück muß uns mit der nötigen Nahrungsenergie – in Form von Obst oder Gemüsesaft, Vollkornbrot, Haferflocken oder Müsli – für den Arbeitsbeginn versorgen. Es sollte leicht sein und ausgewogen und in erster Linie Kohlenhydrate, Vitamine und Mineralstoffe enthalten.

100 Müsli können wir leicht zu Hause selbst machen. Alles, was wir brauchen, ist

eine Handvoll Haferflocken, Cornflakes, Rosinen und gehackte Nüsse. Wir servieren es am besten in einer Schale mit ein wenig Zucker, einem kleingeschnittenen Apfel oder Bananenscheiben, Milch oder Joghurt. Ein, zwei Löffel in der eigenen Kaffeemühle geschrotete Weizenkörner oder andere Getreideprodukte aus Vollkorn oder Leinsamen werten das Mahl auf, weil sie uns vor allem mit Mineralstoffen versorgen. Vitamin B, Mineralstoffe und Ballaststoffe kommen in unserem Essen oft zu kurz. Das kann zu Mangelerscheinungen führen, denen mit täglich einer Schüssel Müsli gut vorzubeugen ist.

Was das Abendbrot betrifft, so äußerte der französische Staatsmann und Feinschmecker Talleyrand (1754–1838) eine Meinung, die wir uns zu eigen machen sollten: »Es gibt nur ein Vergnügen, das sich täglich wiederholt und eine Stunde dauert: das Abendessen.« Was nicht heißen soll, daß wir die ganze Zeit nur essen! Und auch eine halbe Stunde genügt schon.

Wie wir auch immer die tägliche Nahrung verteilen, in jedem Fall sollte das Abendbrot leicht, bunt und vielseitig sein. Die dick gebutterten, mit Wurst, Käse oder Schinken belegten Schnitten sollten wir vom Tisch verbannen, zumal man sich verpflichtet fühlt, die fertigen Schnittenteller zu leeren, auch wenn man eigentlich satt ist. Zum Abendbrot sollte es etwas Fleisch geben, Geflügel, Eier, Quark, Magerkäse, frisches Gemüse, Salat und Obst. Anstelle des obligatorischen Stullentellers zum Abend ein kleines perfektes Minimahl zu bereiten, bedeutet nicht viel mehr Arbeit, als Brote zu belegen. Zum Beispiel eine Vorspeise, sagen wir grünen Salat oder eine Tomate mit Sauce Vinaigrette; ein Stückchen Fisch oder eine Broilerbrust als Hauptgericht, und danach einen im Ofen gebackenen Apfel mit einem Löffel saurer Sahne oder Vanillesoße. Bei dieser Vielfalt essen wir im Endeffekt weniger und besser, weil wir dem Körper von jedem Gericht ein bißchen anbieten.

Am Wochenende wird gerne »gesündigt«. Ein ausgiebiges Frühstück und ein umfangreiches, komplettes Mittagessen sind in vielen Familien obligatorisch. Auch der Nachmittagskaffee wird selten ausgespart, und auf ein entsprechendes geruhsames Abendbrot will auch keiner verzichten.

Gewiß, sonnabends und sonntags möchten wir nachholen, was wir vielleicht während der Woche entbehrt haben, vor allem ein eventuell vorhandenes Defizit an Salat, Obst, Gemüse sollte ausgeglichen werden. Wer sich dabei bemüht, gleichzeitig für Gesundheit und Auge zu kochen, ist im Endeffekt der Klügere.

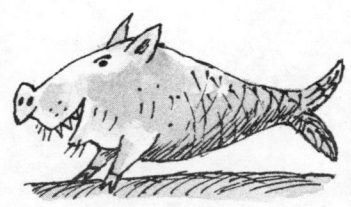

Aber leider neigen wir auch dazu – meist in bester Absicht –, des Guten zuviel zu tun: der Sonntagsbraten mit Sahnesoße und Speck, die Kaffeetafel mit Torte und Schlagsahne, ein Gläschen Wein, von der Fernseh-Knabberei am Sonnabend gar nicht zu reden. Gegen gelegentliche »üppige« Wochenenden ist sicher nichts zu sagen, doch regelmäßig so geschlemmt, heißt der Gesundheit einen schlechten Dienst zu erweisen.

Während wir das »schwerwiegende« Wochenende genießen, trösten wir uns mit dem »federleichten« Montag, an dem wir alles wiedergutmachen. Weiser ist, von vornherein gut und mit Pfiff zu kochen, aber von allem, was »schwer« wiegt, etwas weniger zu verwenden.

Je mehr wir unsere Nahrung variieren, um so sicherer können wir sein, daß der Körper alle lebensnotwendigen Stoffe erhält. Was nicht heißen soll, daß wir niemals der Versuchung, ein bißchen über die Stränge zu schlagen, nachgeben und immer eisern bleiben sollten. Der weise Mensch tut einmal das eine und einmal das andere . . . was das Essen anbetrifft!

Spruchweisheiten

Kurzes Abendessen – langes Leben.
Bulgarisch

Bis 20 iß, soviel du kannst,
bis 30 iß, soviel du mußt,
über 30 – so wenig du kannst.
Paracelsus

Er hatte zu nichts Appetit und aß doch von allem.
Lichtenberg

Im Essen bist du schnell, im Gehen bist du faul,
Iß mit den Füßen, Freund, und nimm zum Gehn das Maul.
Lessing

Ich empfehle den Salat denen, die mir Vertrauen schenken
wollen, er erfrischt, ohne zu schwächen, stärkt, ohne zu
erregen! Ich pflege zu sagen, er verjüngt.
Brillat-Savarin

Unser Magen ist kein Vergnügungslokal,
sondern eine Kraftzentrale!
Friedrich Wolf

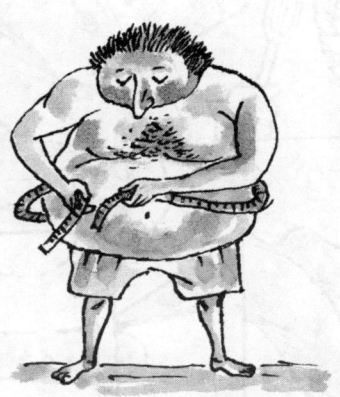

Gegen die Bauchdienerei

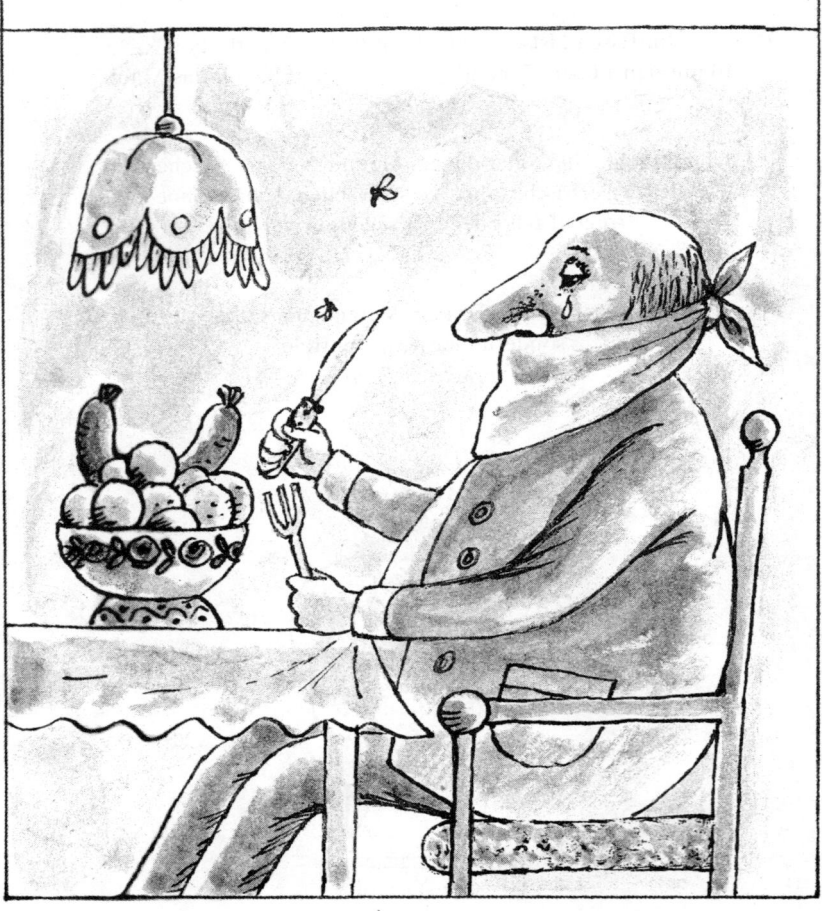

Bestimmt jeder zweite unter uns kennt das leidige Auf und Ab des eigenen Gewichts, selbst Leute, die noch zu den Schlanken zählen! Aber allen, die sich schon ein stattliches Bäuchlein angegessen haben, fällt es besonders schwer, es wieder loszuwerden. Meist sind sie bereit, alles mögliche zu unternehmen – außer weniger zu essen! Vor allem daraus resultiert wohl auch der zweifelhafte Erfolg von Wunder-Abmagerungskuren, die in vielen Ländern, wo Profit vor Gesundheit steht, neuerdings wie Pilze aus dem Boden schießen. Von gesundheitsgefährdenden Eingriffen in den Organismus bis zu »psychologischen« Kuren ist alles vertreten, was profit- und werbeträchtig ist. »Spielen Sie jeden Tag zu einer beliebigen Zeit einen eßdisziplinierten Menschen«, rät man zum Beispiel Abmagerungswütigen. »Selbst dann, wenn Sie schon einen Bärenhunger verspüren, müssen Sie einfach die Tür des gefüllten Kühlschrankes schließen. Allmählich werden Sie wirklich keinen Hunger mehr haben.«

Unzählige, geschickt propagierte »todsichere« Wege zum Abnehmen machen in der westlichen Welt viel von sich reden: angefangen von Gummiunterwäsche, durch die man zu einer wandelnden Sauna wird, bis zu Massagegürteln mit Batterien, die den Verlust von überflüssigen Pfunden versprechen. Einige Experten halten es auch für unfehlbar, sich das Fett vom Leib »zu schreiben« – allerdings muß man mindestens sechs Jahre lang ein Eßtagebuch führen, in dem jeder Bissen, jeder Schluck und jede Stimmung vor und nach dem Essen eingetragen wird.

Das ist fast alles ausgemachter Unsinn. Wer seine Taille wiedergewinnen will, muß wohl oder übel weniger essen und sich dabei bewegen, schwimmen, radfahren oder in die Sauna gehen.

Allerdings ist beim Saunabaden zu bedenken, daß die zweifellos zu registrierende Gewichtsabnahme aus dem Flüssigkeitsverlust, nicht aber einem Fettabbau resultiert.

Die allgemeine Annahme, Gymnastik allein mache schon schlank, ist trügerisch. Im Gegenteil, sie treibt den Appetit meistens noch in die Höhe. Sport ist notwendig für die Gesundheit (schon Gottfried August Bürger merkt an: »Leibesbewegung ist doch die wahre Apotheke des menschlichen Lebens.«), hat aber auf unser Körpergewicht so gut wie keinen Einfluß. Ein Mensch mit 10 kg zuviel Fett müßte zum Beispiel, um es loszuwerden, ungefähr 1 270 km – von Rostock bis Budapest – zu Fuß zurücklegen. Als kleiner Anhaltspunkt: Beim 100-Meter-Lauf in der Weltklassezeit von 10,2 Sekunden verbraucht man nach Aussagen von Sportmedizinern nur 230 Kilojoule. Das entspricht etwa einem mittelgroßen Apfel.

Wenn das Übergewicht bedrohliche Ausmaße annimmt, ist für viele die Reduktionskost das beste und wirksamste Mittel, um relativ schnell ein paar Kilo loszuwerden. Vorher ist allerdings erst der Arzt zu konsultieren. Was verstehen unsere führenden Ernährungswissenschaftler unter einer ausgewogenen Reduktionskost? Das ist schnell aufgezählt: Sie soll die lebenswichtigen Nährstoffe – 105

Eiweiß, Vitamine und Mineralstoffe – in ausreichenden Mengen enthalten, das bedeutet, bei Fett, Zucker und Stärke »abzuknapsen« oder besser gesagt zu reduzieren. Sie soll möglichst in kurzer Zeit zur gewünschten Gewichtsverminderung führen und darf keine für den Organismus nachteiligen Nebeneffekte auslösen. Und nicht zuletzt soll sie schmecken und nach Möglichkeit sättigen.

Daß diese Forderung leichter erhoben als erfüllt ist, weiß jeder, der sich schon einmal ehrlich bemüht hat, lästige Pfunde loszuwerden. Nach Aussagen der Experten gibt es bisher »kein Mittel, das sicher, dauerhaft und *ohne* besondere Mühe für den Betroffenen zum Ziel führt. Denn eine Reduktionskost, die vollends sättigt und obendrein auch noch schmeckt, konnte bisher nicht gefunden werden.«

Daher ist, wer schlanker werden möchte, am besten beraten, wenn er seinen täglichen Energiebedarf (Joule/Kalorien) nach eigenem Ermessen je nach Veranlagung und Willen, nach Tagesrhythmus und körperlicher Belastung um ein Sechstel bis ein Drittel einschränkt. Wer seinen Energiebedarf nicht kennt, bitte Arzt oder Diätassistentin um Rat und berechne mit ihrer Hilfe unter Berücksichtigung der körperlichen Tätigkeit im Beruf, beim Sport und im Garten die mögliche und optimale Reduzierung der Nahrungsenergie.

Daß man in dieser nicht ganz leichten Zeit, die starke Nerven und Willenskraft erfordert, möglichst auch auf die kleinen »näschigen« Dickmacher verzichtet oder sie besser ganz aus dem Hause verbannt, ist ratsam. Zucker sollten wir nur dann verwenden, wenn es sich durchaus nicht umgehen läßt, sonst ist er besser durch Zückli (oder auch Süßstoff) zu ersetzen. Mit Salz geizen und statt dessen lieber reichlich verschiedene Gewürze verwenden. Das sollte zur festen Gewohnheit werden – auch dann, wenn die »Tantalusqualen« des Abnehmens ein Ende haben. 1 g Salz bindet 100 ml Wasser im Körper, das muß man sich mal vor Augen halten. Um Fett zu sparen, empfiehlt es sich, nicht nur weniger davon zu

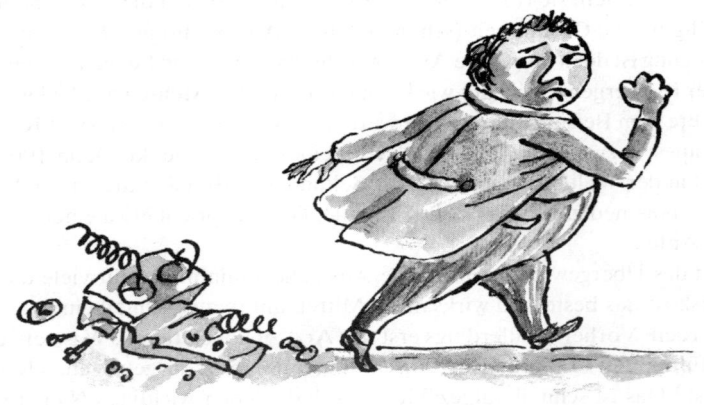

essen, sondern auch beim Braten eine Antihaftpfanne zu verwenden. Ansonsten gilt die Devise: eisern bleiben. Zum Ansporn stellen wir uns am besten regelmäßig ohne Kleidung auf die Waage. Wenn der Erfolg schwarz auf weiß mehr Mut macht, schreibt man die täglichen Gewichtsverluste auf. (Wem es hilft, standhaft zu bleiben, der darf sich auch an der 180-Pfündigen ein Beispiel nehmen, die sich zur Unterstützung ein selbstgemaltes Schild in den Kühlschrank stellte: »Ich bin ein starker Charakter.« – Sie ist schlanker geworden.)

Besonders empfehlenswert zum »Einarbeiten« sind die folgenden Kurzdiäten aus »Essen nach Maß« vom Verlag für die Frau. Bei allen, die nur ein kleineres Fettpolster plagt, bringt oft bereits eine mehrmalige Wochenend-Diät das ersehnte Ergebnis. Die Gemüse-Eier-Diät ist günstig für diejenigen, die etwas zum Kauen brauchen. Wer darauf verzichten kann, entscheidet sich vielleicht lieber am Wochenende für eine Trinkdiät. Immerhin darf sechsmal am Tag getrunken werden: morgens, zum zweiten Frühstück, mittags, nachmittags und abends – und vor dem Schlafengehen.

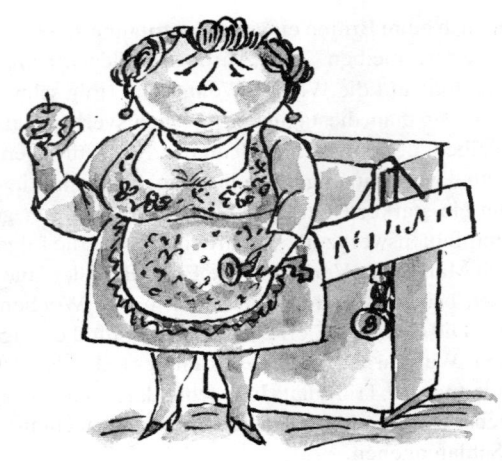

Gemüse-Eier-Diät (Wochenend-Diät)

Sonnabend

1. Frühstück

250 g Himbeeren oder Erdbeeren, 1 Glas Gemüsesaft

2. Frühstück

1 Glas Gemüsesaft

Mittagessen

Gemüseteller (4 Eßl. Weißkraut, 2 Möhren, 1 Bund Radieschen, 2 Tomaten, 1/2 Rettich und 1 Kohlrabi hobeln und grob hacken. Dazu eine Marinade aus 2 Eßl. Öl, Pfeffer, Salz, Zitronensaft und geriebener Zwiebel.)

Nachmittags

1 Tasse Hagebuttentee, 1 Scheibe Knäckebrot

Abendessen

500 g gemischtes Beerenobst, 1 Scheibe Knäckebrot

Vor dem Schlafengehen

1 Tasse Brombeerblättertee

Sonntag

1. Frühstück

1 Tasse Pfefferminztee, 1 Scheibe Knäckebrot, 1 Ei

2. Frühstück

1 Tasse Fleischbrühe, 1 Tomate

Mittagessen

Rührei (Dafür die Pfanne mit Speck ausreiben. Die Eier mit 1 Teel. Wasser, Pfeffer und Paprika gut verquirlen, in die heiße Pfanne geben und unter Rühren

stocken lassen.)

Salat (1 Kopf mit einer Marinade aus Zitronensaft und frischen gehackten Kräutern anmachen.)
Nachmittags
1 Tasse schwarzer Tee
Abendessen
2 Eier im Glas (Dafür 2 Eier weich kochen, schälen, leicht einschneiden und in ein kleines Saftglas geben. Pfeffer, Paprika und etwas Tomatenketchup darübergeben.); Salat (wie Mittagessen)
Vor dem Schlafengehen
1 Tasse Hagebuttentee

Trink-Diät (Wochenend-Diät)

Sonnabend
1. Frühstück
1 Tasse schwarzer Tee, 1 Glas Frucht-Joghurt
2. Frühstück
1 Glas Tomatensaft
Mittagessen
Eier-Cocktail (dafür 1 Eigelb, 1 Teel. Honig, $1/2$ Teel. Zitronensaft mit dem Saft von 2 Apfelsinen verquirlen)
Nachmittags
Kaffee-Mix (dafür $1/8$ l Milch mit 1 Teel. Pulverkaffee und 1 Eßl. Puderzucker gut verquirlen)
Abendessen
1 Glas Gemüsesaft
Vor dem Schlafengehen
$1/8$ l Buttermilch
Sonntag
1. Frühstück
1 Tasse Brombeerblättertee
1 Glas Buttermilch-Mix (dafür $1/4$ l kalte Buttermilch mit 150 g zerkleinerten Kirschen vermischen und mit 1 Eßl. Puderzucker verquirlen)

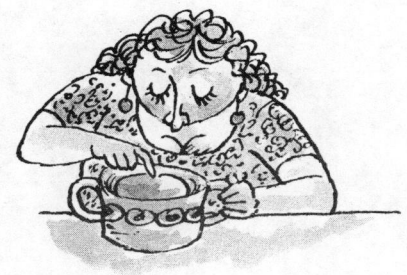

2. Frühstück
1 Tasse schwarzer Tee
Mittagessen
Obst-Sahne-Cocktail (dafür 3 mittelgroße Äpfel schälen, vierteln und mit 50 g
Kirschen sowie 1 Eßl. Schlagsahne vermischen)
Nachmittags
$^1/_8$ l Kirschsaft
Abendessen
Gurken-Cocktail (dafür den Saft aus 1 grünen Gurke, 4 Möhren und 1 Sellerie-
knolle pressen und mischen oder aus fertigen Säften mixen)
Vor dem Schlafengehen
1 Glas Frucht-Joghurt

Die Tage der gesunden Ernährung sollten allerdings nicht so fortgesetzt werden,
wie Henryk Keisch es beschreibt:

> »Bürger X, gewohnt zu schlemmen, erfuhr Belehrung und Bekehrung
> zu wissenschaftlich begründeter gesunder Ernährung
> durch eine einwöchige Kampagne. Die Kampagne ist nun vorbei:
> Bürger X greift aufs neue zu Eisbein mit Erbsbrei.«

Essen und Trinken macht nicht nur satt, sondern auch ...

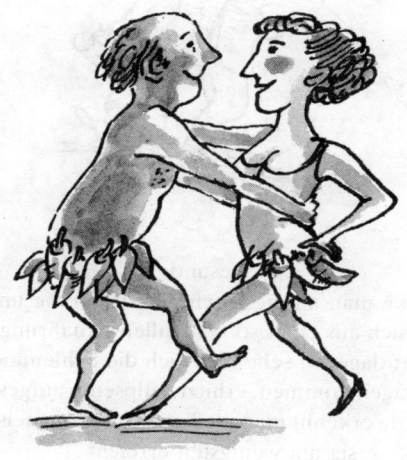

vergnügt
Heute abend habe ich mir ein Spezialvergnügen vorbehalten, ich
gehe nämlich trotz allem Regen in die Wiener Bierhalle im Strand,
da kann man sich doch einmal satttrinken.
Friedrich Engels (1820–1895)

zufrieden
Gott, was ist Glück! Eine Grießsuppe,
eine Schlafstelle und keine körperlichen Schmerzen,
das ist schon viel.
Theodor Fontane (1819–1898)

vielseitig
Laßt uns doch vielseitig sein! Märkische Rübchen schmecken gut,
am besten gemischt mit Kastanien, und diese beiden edlen Früchte
wachsen weit auseinander.
Goethe »Maximen und Reflexionen«

lasterhaft
Lieber will ich Männer hassen, als vom guten Kaffee lassen.
Frau Kaffeelieb geborene Immerdurst

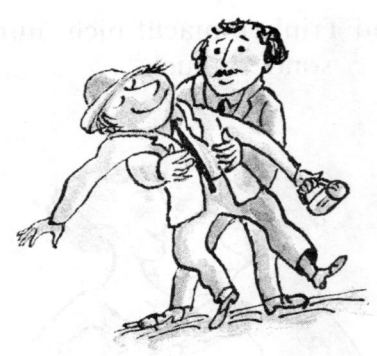

gesund

Überdies denke man an die frische Kraft, an die ungestörte Gesundheit, die sich aus einer so maßvollen Ernährungsweise zu ergeben pflegen; dagegen sehe man sich die Schlemmer an, wie sie von ihren Gelagen kommen, erhitzt, rülpsend, aufgeschwollen wie fette Ochsen, da erkennt man, daß, wer Lust am meisten nachjagt, sie am wenigsten erreicht . . .

Cicero (106–43 v. u. Z.)

schreibkundig

Mäßigkeit fördert Verdauung: der Mäßige ist unbelastet vom Gewichte der Speisen; ihm ist der Kopf frei, seine Ideen sind demnach klar, und hat er die trockensten Akten zu schreiben, so bekommen sie aus seinem nicht umwölkten Geiste einen netten Stil zu- und angehaucht und können ein Beispiel werden von witzigen Akten.

Eugen von Vaerst (1851)

erneuert

Ein Mensch verbraucht monatlich mehr Nahrung als sein Körper an Gewicht beträgt, und ist durch Speise, Trank und Luft wenigstens vierzehnmal im Jahr ein neuer Mensch, während es oft ein ganzes Leben bedarf, um moralisch zu werden.

Carl Julius Weber (1767–1832)

mutig

Wenn Ihr gegessen und getrunken habt,
seid Ihr wie neu geboren;
seid stärker, mutiger, geschickter zu Eurem Geschäft.

Goethe »Götz von Berlichingen«

hoffnungsvoll

Ich habe einen sehr guten Freund gehabt, der mir gestand, daß, wenn er mit gutem Appetit sich bei eine gute Schüssel niedersetzte, er immer eine sehr lebhafte Hoffnung bei sich verspüre, daß er einmal ein großer Mann werden würde. Dieser Traum hat ihn betrogen. Er ist kein großer Mann geworden, ob er gleich ein sehr guter und brauchbarer geworden ist.

Lichtenberg (1742–1799)

genügsam

Je weniger einer braucht, desto mehr nähert er sich den Göttern, die nichts brauchen.

Sokrates (469–399 v. u. Z.)

kurzatmig

O wie ist das hinderlich,
Wenn man ringsherum an sich
So viel Fettigkeit besitzt,
Daß man pusten muß und schwitzt.

Wilhelm Busch (1832–1900)

faul

Raus aus dem Bett. Lange liegen macht fett
Denn es sagt dir der leuchtende Morgenstern
Dicke Bäuche studieren nicht gern.

Christian Morgenstern (1871–1914)

Kopfschmerzen

Der Magen, mei Liaba, das ist meist gar net der Magen,
es ist der Kopf, der heiklige, angestrengte Kopf,
der wo einen so großen Einfluß hat auf den Magen,
auch wenn dem selber gar nichts fehlt ...

Thomas Mann »Doktor Faustus«

häßlich

Beleibtheit wird einem Helden nie verziehen, und sehr viele Damen werden sich abwenden und sagen: »Pfui, was für ein häßlicher Mensch.«

Nikolai Gogol (1809–1852)

50 berühmte Rezepte aus aller Welt

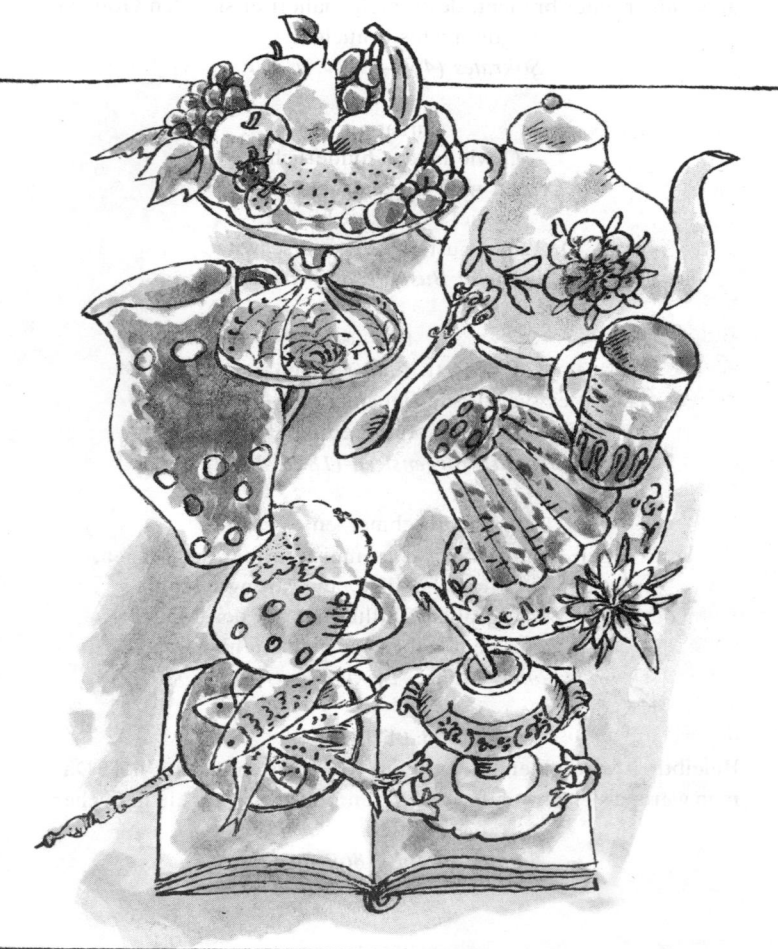

Vorspeisen und kleine warme Speisen

Leberpastete

Stuffed eggs

Käse-Soufflé

Quiche Lorraine

Französischer Bohnensalat

Suppen

Suan La Tang

Bulgarische Gurkensuppe

»Tarator«

Französische Zwiebelsuppe

Indische Currysuppe

»Mulligatawny«

Fischgerichte

Süßsaurer Karpfen

Balatonkarpfen

Gebackene Heringe

Fish-Chowder

Fleisch- und Geflügelgerichte

Mecklenburger Rippenbraten

Hühnercurry aus Madras

Chili con carne

Flämisches Rindfleisch in Bier

Szegediner Gulasch

Jugged Rabbit

Hammelkeule mit Rosmarin

Coq au vin

Koreanische Eierrollen

Gemüse

Bulgarisches Auberginen-
gemüse

Boston Baked Beans

Süßsaurer Chinakohl

Wacholderbeerensauerkraut

Reis und Teigwaren

Gebratener Reis

Spaghetti mit Sauce Bolognese

Sibirische Pelmeni

Italienischer Reisauflauf

Salate

Russischer Obst-Gemüse-Salat

Chicorée-Kresse-Salat

Curry-Reis-Salat

Blumenkohlsalat

Coleslaw

Soßen

Sauce Hollandaise

Bulgarische Grillsoße

Frankfurter grüne Soße

Koreanische Würzsoße

Currysoße

Süßspeisen

Crème Caramel

Queen of Puddings

Apfelpudding nach tschechischer Art

Zabaione

Vanille-Ingwer-Eis

115

Falls nicht anders angegeben, sind die Rezepte für 4 Personen gedacht.

Vorspeisen und kleine warme Speisen

Leberpastete

250 g Leber (vorzugsweise auch Geflügelleber), 1 mittlere Zwiebel, 1 Knoblauchzehe, 120 g Butter, 1 Teel. Petersilie, $1/2$ Teel. Thymian, 1 Lorbeerblatt,
schwarzer Pfeffer, Salz, 2 Eßl. Weinbrand.

Zerkleinerte Zwiebel, Lorbeerblatt und zerschnittene Knoblauchzehe in 30 g
Butter weich dünsten. Leber und Kräuter zufügen. Würzen. Bei kleiner Flamme
braten, bis die Leber gar ist. Abkühlen lassen. Leber mit 60 g Butter und Weinbrand durch den Fleischwolf drehen. In eine Steingutschüssel geben und mit 30 g
geklärter Butter übergießen. Kalt zu Brot servieren. Für 2 Personen.

Stuffed Eggs

(Gefüllte Eier)

4 hartgekochte Eier, 2 Teel. Essig, 2 Eigelb, 2 Teel. Senf, Salz, Pfeffer, $1/8$ l
Salatöl, 2 Teel. Kapern, Schnittlauch, Petersilie.

Die Eigelb von den gekochten Eiern mit der Gabel zerdrücken und mit dem
Essig zu Mus verrühren. Die rohen Eigelb und den Senf mit einem Holzlöffel unterrühren und mit Salz und Pfeffer abschmecken. Tropfenweise das Öl dazugeben und kräftig rühren. Zuletzt die Kapern, den kleingeschnittenen Schnittlauch
unterheben. Diese Remouladensauce in die ausgehöhlten Eihälften füllen und
mit Petersilie garnieren.

Gefüllte Eier mit Remouladensauce sind genau das Richtige, um den Appetit
anzuregen. Dieses Rezept reicht für 8 Personen.

Käse-Soufflé

60 g Butter, 60 g Mehl, 300 ml Milch, 6 Eigelb, 100 g feiner scharfer Reibkäse,
7 Eiweiß, Salz, Pfeffer.

Butter bei schwacher Hitze auslassen. Mehl unterrühren. Die erwärmte Milch
zufügen und 2 Minuten unter Rühren kochen. Den größeren Teil des Käses unterrühren. Topf vom Feuer nehmen und die gut geschlagenen Eigelb unter die
Masse rühren. Mit Salz und Pfeffer abschmecken. – Backofen auf etwa 220 Grad
Celsius vorheizen. Eine hohe feuerfeste Form mit geraden Wänden gut einfet-

ten. Eiweiß schlagen, bis kleine Spitzen entstehen, und rasch unter die übrige erkaltete Masse ziehen, dann die gefettete Form füllen. Mit dem restlichen Käse bestreuen und sofort in die zweituntere Schiene des vorgeheizten Backofens schieben. Mindestens 30 Minuten backen. Erst nach 25 Minuten prüfen, ob das Soufflé durchgebacken ist, am besten mit der Rouladennadel, auf keinen Fall mit einem Messer! Perfekt ist das Soufflé, wenn es hoch aufgegangen, von außen knusprig und von innen leicht feucht ist. Vom Backofen sofort auf den Tisch stellen, sonst fällt es zusammen. Für 6 Personen.

Quiche Lorraine
(Specktorte aus der Lorraine)

Für den Teig:
120 g Mehl, 80 g Butter, 1 Prise Salz, 1 Ei.
Für die Füllung:
6 dünne Streifen mageren Speck, 3 Eigelb, 1 ganzes Ei, ¼ l Sahne, Salz und frisch gemahlener Pfeffer.

Mehl in eine Schüssel sieben. Butter zugeben, diese vorher mit dem Messer in kleine Würfel schneiden. Butter und Mehl mit den Fingerspitzen fein zerkrümeln. Eine Prise Salz und das Ei dazugeben. Alles mit den Händen verkneten. 2 bis 4 Eßl. Wasser dazutun und unterkneten. Der Teig muß weich und geschmeidig sein, sich aber noch sauber vom Schüsselrand lösen. Den Teig zum Ball geformt in Butterbrotpapier einwickeln und mindestens 2 Stunden in den Kühlschrank legen. Danach den Teig ausrollen und den Boden einer Tortenform (etwa 20 Zentimeter im Durchmesser) damit belegen und mit der Gabel einstechen. Mageren Speck in kleine Stücke schneiden und 1 Minute braten, so daß etwas von dem Fett ausbrät. Abtropfen und kreisförmig auf den Teig legen. Eigelb und das ganze Ei kräftig schlagen und mit der Sahne gut vermischen. Mit Pfeffer und wenig Salz würzen und über den Speck gießen. Sofort in den auf 200 °C vorgeheizten Backofen schieben und 20 Minuten backen. Hitze auf 150 °C reduzieren und 10 Minuten weiter backen. Aus dem Backofen nehmen, 1 bis 2 Minuten abkühlen lassen und servieren. – Dazu trockenen Weißwein reichen.

Französischer Bohnensalat

500 g grüne Bohnen.
Für die Salatsoße »Sauce Vinaigrette«:
4 Eßl. Salatöl, 1 Eßl. Weinessig, ½ Teel. Senf, Salz, frisch gemahlener Pfeffer, 1 bis 2 zerdrückte Knoblauchzehen, frische Kräuter.

Grüne Bohnen (nicht brechen) in wenig Salzwasser knapp gar kochen. Abtropfen und warm mit der »Sauce Vinaigrette« vermischen. 20 Minuten durchziehen lassen. Anstelle der grünen Bohnen eignen sich auch leicht gekochter Rosen- oder Blumenkohl und natürlich grüner Blattsalat.

Suppen

Suan La Tang
(chinesische sauer-scharfe Suppe)

125 g mageres Schweinefleisch, 1 Eßl. Mehl, Salz und Pfeffer, 2 Eßl. Öl, 6 Tassen Hühnerbrühe, ½ Tasse sehr fein geschnittener China- oder Weißkohl, ½ Tasse diagonal in feine Scheiben geschnittener Porree, 2 bis 3 eingeweichte Pilze, 2 Eßl. Maisan, 2 Eßl. Sojasoße oder Speisewürze, 2 Eßl. Weinessig, 3 Eier, Chilisoße.

Fleisch in sehr dünne Streifen schneiden. Fleischstreifen, Mehl, Salz und Pfeffer in einer kleinen Schüssel mischen. Öl im Suppentopf erhitzen, Fleischstreifen darin 20 Sekunden anbraten, Hühnerbrühe zugießen, zum Kochen bringen und nacheinander Kohl, Porree und Pilze zugeben. Maisan mit etwas Wasser anrühren und zusammen mit Sojasoße und Weinessig zugeben, zwei Minuten kochen lassen. Die Eier verquirlen, in die heiße Suppe rühren und noch zwei Minuten kochen. Mit Salz, Pfeffer und Chilisoße abschmecken.

Französische Zwiebelsuppe

650 g Zwiebeln, 2 Eßl. Margarine, 1 Eßl. Öl, 2 Eßl. Mehl, 1 ½ l Brühe, ½ Glas Weißwein, Salz, Pfeffer, 6 Scheiben Toastbrot, 120 g geriebener Käse.

Die Zwiebel schälen, in Scheiben schneiden und in der zerlassenen Margarine und dem Öl langsam goldbraun braten. Danach das Mehl unterrühren, mit heißer Brühe und Wein auffüllen. Salzen und pfeffern. Je Person eine Scheibe

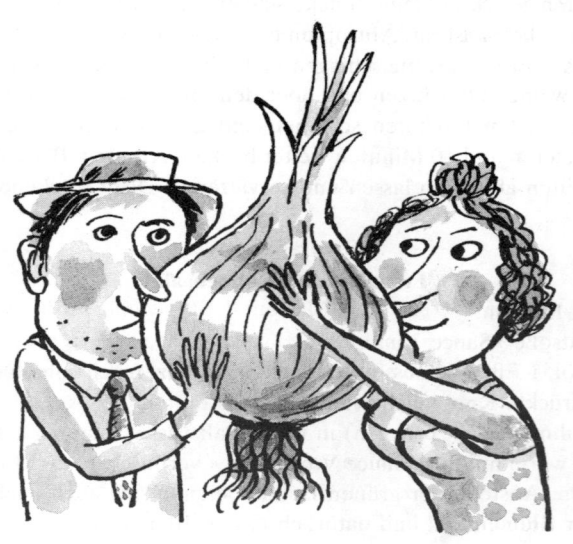

Toastbrot rösten, kalt werden lassen und mit geriebenem Käse bedecken. Die Suppe in eine feuerfeste Form gießen und den Toast darin schwimmen lassen. So lange in den heißen Ofen stellen, bis der Käse Blasen schlägt.

Wer kleine feuerfeste Portionsformen besitzt, sollte sie für die Zwiebelsuppe nutzen.

Bulgarische Gurkensuppe »Tarator«

1 Salatgurke, Salz und Pfeffer, 2 Eßl. gehackter Dill, 2 Eßl. gehackte Walnüsse, 2 zerkleinerte Knoblauchzehen, $^1/_2$ l Vollmilchjoghurt, 1 Eßl. Gewürzpaprika.

Die ungeschälte Gurke in hauchdünne Scheiben schneiden. Salzen und pfeffern. Dill, Walnüsse und Knoblauch daruntermischen. Mit Joghurt übergießen und zwei Stunden kalt stellen. Vor dem Servieren mit Dill und Gewürzpaprika bestreuen.

Indische Currysuppe »Mulligatawny«

2 Zwiebeln, 1 Mohrrübe, 2 dünne Scheiben Sellerie, 2 Eßl. Öl, 2 Eßl. Mehl, 2 Teel. Currypulver, 4 Tassen Hühnerbrühe, $^1/_2$ geschälter Apfel, $^1/_2$ Tasse gekochter Reis, $^1/_2$ Tasse gekochtes Hühnerfleisch, 1 Teel. Salz, $^1/_4$ Teel. Pfeffer, 1 Messerspitze Thymian, $^1/_2$ Tasse süße Sahne.

Die zerkleinerten Zwiebeln, die gewürfelte Mohrrübe und der in sehr feine Streifen geschnittene Sellerie werden in Öl leicht gedünstet, aber nicht gebräunt. Das Mehl und das Currypulver hineinrühren und etwa 3 Minuten auf kleiner Flamme dünsten lassen. Mit der Hühnerbrühe auffüllen und 30 Minuten köcheln lassen. Den gewürfelten Apfel, den gekochten Reis, das zerkleinerte Hühnerfleisch, Salz, Pfeffer und Thymian dazugeben und weitere 15 Minuten auf kleinster Flamme leise kochen lassen. Unmittelbar vor dem Servieren die warme Sahne unterrühren. In Tassen anrichten.

Fischgerichte

Süßsaurer Karpfen
(chinesische Spezialität)

1 Karpfen von etwa 750 g, 3 Eßl. Maisan, 4 Eßl. Mehl, 2 Eßl. Madeira oder Wermut, Öl zum Backen, 1 Kohlrabi, 1 Mohrrübe, 3 Eßl. Erbsen, 3 Stückchen Ingwer in Zuckersirup, 1 Knoblauchzehe, 5 gestrichene Eßl. Zucker, 3 Eßl. Weinessig, 2 Eßl. Sojasoße oder Speisewürze, 1 Eßl. Worcestersauce, 1 Teel. Salz.

Den Karpfen säubern, ausnehmen und die Schuppen entfernen. Fisch an beiden Seiten mit einem scharfen Messer vier- bis fünfmal 1 cm tief einschneiden und außen und innen mit Wein, der mit Kartoffelmehl oder Mehl angedickt wurde, einreiben. In heißem Öl von beiden Seiten goldbraun backen (etwa 15 Minuten), herausnehmen und warm halten. Kohlrabi und Mohrrübe in sehr feine Streifen schneiden und mit den Erbsen, dem zerkleinerten Ingwer und Knoblauch in 4 Eßlöffel heißem Öl etwa 3 Minuten braten. Zucker, Essig, Sojasoße und Worcestersauce mischen und über das Gemüse gießen. Sobald die Soße aufkocht, mit 1 Eßlöffel kalt angerührtem Maisan binden und vor dem Servieren über den Fisch gießen. Die Gemüsearten können je nach Jahreszeit beliebig verändert werden. – Mit Reis servieren.

Balatonkarpfen

1,5 kg Karpfen, Salz, 2 Scheiben Schinkenspeck, 4 Eßl. Butter, 500 g gekochte Kartoffeln, 250 g Tomaten, 2 Gemüsepaprikafrüchte, Pfeffer, $1/2$ Tasse saure Sahne, 1 Teel. Gewürzpaprika.

Karpfen ausnehmen, waschen und innen sowie außen salzen. Schinkenspeck in Streifen schneiden. Fisch mehrfach einschneiden und die dünnen Speckstreifen einsetzen. Eine feuerfeste Form mit Butter ausfetten, Scheiben gekochter Kartoffeln hineingeben und den gespickten Karpfen darauflegen. Mit Tomatenscheiben und grünem gewürfeltem Paprika bedecken. Salzen und pfeffern. Drei Eßl. Butter schmelzen, saure Sahne und Gewürzpaprika hinzufügen, gut verrühren und über den Fisch gießen. In heißer Röhre bei 300 Grad Celsius 45 bis 50 Minuten backen. Hin und wieder begießen.

Gebackene Heringe

6 bis 8 frische Heringe, Salz und Pfeffer, 2 Lorbeerblätter, 6 Nelken, 1 Prise Muskatnuß, Weinessig.

Heringe drei- bis viermal in frischem Wasser waschen. Ausnehmen und Köpfe abschneiden. In eine feuerfeste Form legen, salzen, pfeffern und die Gewürze hinzufügen. Weinessig zu gleichen Teilen mit Wasser mischen und die Heringe darin 1 Stunde im Backofen bei schwacher Hitze backen. Kalt servieren.

Fish-Chowder

500 g Kabeljaufilet, 3 bis 4 Kartoffeln, 100 g magerer Speck, 1 kleine gehackte Zwiebel, je 1 Messerspitze Majoran und Thymian, Salz und Pfeffer, reichlich $1/4$ l Milch.

Fisch in kleine Stücke schneiden. Kartoffeln schälen und würfeln. Speck ebenfalls in kleine Würfel schneiden. Fisch, Kartoffeln und Speck im Kochtopf schichten. Jede Schicht mit Zwiebeln, Gewürzen, Salz und Pfeffer bestreuen. Mit reichlich $1/2$ l Wasser auffüllen und bei kleiner Hitze 40 Minuten garen. 10 Minuten vor dem Servieren Milch zufügen. Nach Geschmack leicht binden.

Fleisch- und Geflügelgerichte

Mecklenburger Rippenbraten

1 ganzes Rippenstück, Salz, 4 saure Äpfel, 1 bis 2 Eßl. Zucker, 200 g Backpflaumen (man kann auch Rosinen nehmen), 2 Teel. Zitronenschale, 2 Teel. Zitronensaft, 100 g Semmelmehl, Butter zum Braten, Speisewürze, 1 Teel. Maisan.

Das Rippenstück gut mit Salz einreiben und die Rippen in der Mitte einhakken, ohne das Fleisch dabei zu verletzen. Die geschälten, geviertelten Äpfel und den Zucker mit den eingeweichten und entsteinten Backpflaumen, dem Saft und der Schale der Zitrone sowie dem Semmelmehl gut vermischen. Das Rippenstück damit füllen, biegen und von allen Seiten zusammennähen. Im Backofen in der heißen Butter von beiden Seiten 1½ bis 2 Stunden goldgelb braten, von Zeit zu Zeit etwas kochendes Wasser zugießen. Mit der Soße zuletzt Speisewürze aufkochen und mit ein bißchen Maisan andicken.

Zu diesem Gericht Salzkartoffeln und einen frischen Salat reichen.

Hühnercurry aus Madras

5 bis 6 Eßl. Öl, 5 zerkleinerte Zwiebeln, 2 bis 3 Eßl. hausgemachtes Currypulver I oder II (siehe S. 64), 2 Teel. Edelsüßpaprika, ½ l Brühe oder Wasser, Salz, Pfeffer, 1 Broiler, 2 Lorbeerblätter.

Öl erhitzen und Zwiebeln darin dünsten. Currypulver und Paprikapulver zugeben. 2 Minuten anbraten. Nach und nach Wasser zugießen. So lange kochen, bis die Soße leicht sämig ist. Mit Salz und Pfeffer abschmecken. Broiler in Portionsstücke zerlegen, in einen Schmortopf oder eine Bratpfanne geben und mit Soße begießen. Lorbeerblätter zugeben. Zugedeckt bei kleiner Flamme 60 bis 70 Minuten schmoren. Fleisch mehrmals wenden. Dazu gibt es Reis, Tomatensalat und ein Schälchen Joghurt.

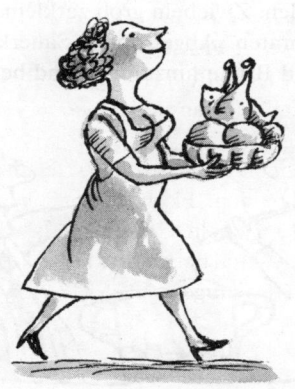

Chili con carne
(mexikanisches Bohnengericht)

2 bis 3 Eßl. ausgelassenes Speckfett oder Butter, $1/2$ Tasse gehackte Zwiebeln, 1 zerdrückte Knoblauchzehe, 500 g Schabefleisch (oder mehr), $1\,1/2$ Tassen geschälte Tomaten, 4 Tassen weiße Bohnen (auch aus der Büchse), 1 Lorbeerblatt, 1 Teel. Zucker, 2 Teel. bis 2 Eßl. Chilipulver nach Geschmack und Schärfe.

Fett erwärmen. Zwiebeln und Knoblauch darin glasig dünsten. Schabefleisch zufügen und so lange rühren und schmoren, bis es gar ist. Danach die übrigen Zutaten zufügen. Zugedeckt etwa eine Stunde köcheln lassen. Mit in der Schale gebackenen Kartoffeln servieren.

Flämisches Rindfleisch in Bier

1 kg Rinderschmorbraten, Mehl und Pfeffer, 2 Eßl. Butter, $1/4$ Tasse Zwiebelstücke, 1 bis $1\,1/2$ Tassen Bockbier, 1 bis 2 Knoblauchzehen, $1/2$ Teel. Zucker, Salz, $1/2$ Teel. Weinessig.

Fleisch in etwa 2 cm große Würfel schneiden und im Pfeffer-Mehl-Gemisch wälzen. 1 Eßl. Butter auslassen, die dünngeschnittenen Zwiebeln darin leicht andünsten und beiseite stellen. Die restliche Butter erhitzen, die bemehlten Fleischstücke darin bräunen. Gedünstete Zwiebeln zugeben. Bier, zerdrückten Knoblauch und Zucker mischen, aufkochen und über Fleisch und Zwiebeln gießen. Zugedeckt 2 bis $2\,1/2$ Stunden bei kleiner Flamme leise köcheln lassen. Die Sauce durchseihen, mit Salz abschmecken und den Weinessig zugeben. Mit Petersilien- oder Dillkartoffeln oder Butternudeln servieren, grünen Salat und natürlich auch ein Gläschen Bier dazu reichen.

Szegediner Gulasch

500 g Schweinefleisch, 250 g Schweinebauch, 2 Zwiebeln, 30 g Schmalz, 500 g Tomaten, 700 g Sauerkraut, Salz, $1/2$ Teel. Paprikapulver edelsüß, $1/8$ l Brühe, $1/2$ l Apfelwein oder -most oder saure Sahne.

Fleisch in Stücke schneiden. Zwiebeln grob zerkleinern und beides langsam 5 Minuten in Schmalz anbraten. Abgetropftes Sauerkraut, enthäutete ganze Tomaten, Salz, Paprika und Brühe hinzufügen und bei schwacher Hitze etwa

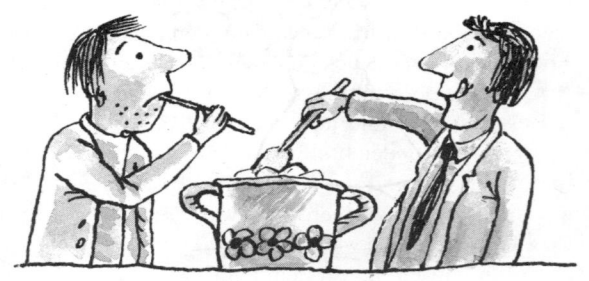

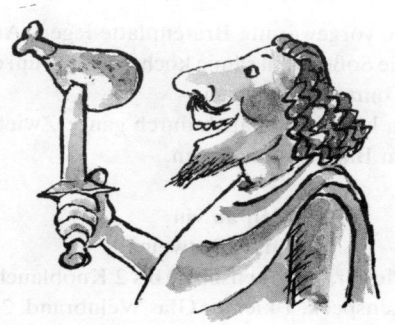

2 1/2 Stunden köcheln lassen. Gelegentlich umrühren. Apfelwein oder saure Sahne – je nach Geschmack – dazugießen. Behutsam unterrühren und servieren. Dazu Kartoffeln oder Nudeln reichen.

Jugged Rabbit
(Kaninchen im Krug)

1 zerlegtes Kaninchen, 40 g Fett (halb Margarine, halb Schmalz), Salz und Pfeffer, scharfer Senf, 1 Teel. Estragon oder Majoran, 1/4 l Weißwein, 1/4 l Brühe, süße Sahne.

Kaninchen zerteilen, die Stücke einzeln in der Bratpfanne im heißen Fett anbraten. Salzen, pfeffern und dünn mit Senf bestreichen. In einen feuerfesten Topf legen und Estragon oder Majoran darüberstreuen. Weißwein in die Bratpfanne gießen und unter Lösen der Bratrückstände bis zur Hälfte einkochen lassen. Über das Fleisch gießen und mit soviel Brühe auffüllen, daß das Fleisch bis zur Hälfte mit Flüssigkeit bedeckt ist. Zugedeckt im Backofen bei 200 Grad Celsius etwa 2 Stunden garen. Eine Viertelstunde vorher Sahne zugießen und abgedeckt fertig garen.

Hammelkeule mit Rosmarin

1 Hammelkeule, 2 Zehen Knoblauch, 1 Teel. Salz, 3 Eßl. gehackte Petersilie, 3 Eßl. Rosmarin, 1 Eßl. Salatöl, Bratfett, knapp 1/2 l Brühe, 8 Tomaten, 2 grüne Paprikafrüchte, Öl, 1 gute Messerspitze Anchovispaste.

Knoblauchzehen mit Salz zerdrücken und mit Petersilie, Rosmarin und Salatöl vermischen. Mit einem spitzen Küchenmesser das Fleisch an den dicken Teilen der Keule mehrfach einkerben und soviel Kräutermischung wie möglich hineindrücken. Den Rest mit der Hand über die ganze Keule verteilen. Fleisch bei mittlerer Hitze etwa 2 1/2 Stunden braten. Ab und zu mit Brühe oder Wasser begießen. Tomaten halbieren und das Kerngehäuse ausschaben. Paprikafrüchte 2 bis 3 Minuten in Salzwasser blanchieren und würfeln. Öl erhitzen und bei kleiner Flamme die Paprikawürfel darin weichdünsten. Tomatenhälften aufs Bratblech setzen und kurze Zeit mitbraten. Mit dem Paprikagemüse füllen, warm stellen. 123

Hammelkeule auf eine vorgewärmte Bratenplatte legen. Anchovispaste zum Bratenfond geben und die Soße leicht sämig köcheln. Soße um das Fleisch gießen und mit den gefüllten Tomaten garnieren.

Tomaten und Paprika können Sie auch durch ganze Zwiebeln ersetzen. Sie lassen sich vorzüglich im Backofen mitgaren.

Coq au vin
(Huhn in Rotwein)

1 großer Broiler, Salz, Pfeffer, Zitronensaft, 1 bis 2 Knoblauchzehen, 1 Eßl. Öl, 75 g Butter, 75 g Schinkenspeck, 1 kleines Glas Weinbrand, 2 Eßl. Mehl, 1 Flasche Rotwein, 1 Teel. Thymian, 1 Messerspitze Rosmarin, 1 Lorbeerblatt, 1 Prise Muskatnuß, 2 Teel. Zucker, 20 kleine Zwiebeln, 250 g Champignons.

Das Huhn in Portionsstücke schneiden. Salzen, pfeffern und mit Zitronensaft beträufeln. Öl und 25 g Butter im Schmortopf erhitzen und den kleingewürfelten Speck darin auslassen, kleingeschnittenen Knoblauch bräunen. Speckwürfel und Knoblauch herausnehmen und die Fleischstücke von allen Seiten in dem Fett braun braten. Weinbrand erwärmen, über das Fleisch gießen und anzünden (flambieren). Fleischstücke herausnehmen. Mehl in den Topf sprenkeln und unter Rühren 2 Minuten schwitzen. Fleisch, Speck und Knoblauch in den Topf zurückschütten. Wein erwärmen und darübergießen (1 Glas zurückbehalten). 1 Teel. Zucker und die Gewürze dazugeben. Topf mit Alufolie bedecken, zudekken und im vorgeheizten Backofen bei mittlerer Hitze etwa 45 bis 60 Minuten garen. Zwiebeln schälen, 25 g Butter und 1 Teel. Zucker erhitzen und die Zwiebeln darin goldgelb braten. Den restlichen Rotwein darübergießen, salzen und pfeffern und weich dünsten. Die restlichen 25 g Butter auslassen und die Pilze mit wenig Wasser weich dünsten. Fleisch auf eine vorgewärmte Platte legen. Soße etwas einkochen lassen, abschmecken und darübergießen. Zwiebeln und Pilze auf dem Fleisch arrangieren.

Koreanische Eierrollen

250 g Hackfleisch, 2 Eßl. Madeira oder Wermut, 2 Eßl. Sojasoße oder Speisewürze, 1 Teel. gemahlener Ingwer, 1 Eßl. Maisan, 3 Eßl. fein zerkleinerte Zwiebel, 3 Eier, Salz, Öl zum Backen.

Das Fleisch mit den übrigen Zutaten – außer den Eiern und Öl – gut vermischen. Die Fleischmasse in sechs Portionen teilen. Eier mit 1 Prise Salz tüchtig schlagen und daraus in heißem Öl 6 dünne Eierkuchen backen. Jeden Eierkuchen mit Fleischfüllung bestreichen und zusammenrollen. Die Enden mit einer Mischung aus Kartoffelmehl und Wasser sorgsam verkleben. Die Eierrollen in heißem Fettbad goldgelb backen. Nach dem Abtropfen jede Rolle in fünf schräge Stücke schneiden. Diese Eierspeise wird kalt gegessen. Jede Person erhält ein Schälchen mit einem Gemisch aus Salz und Pfeffer zum Eindippen. Mit
124 koreanischer Würzsoße beträufeln (s. S. 131).

Gemüse

Bulgarisches Auberginengemüse

5 mittelgroße Zwiebeln, 3 Eßl. Öl, 2 Knoblauchzehen, 2 Lorbeerblätter, 5 Auberginen, 4 grüne Paprikafrüchte, 8 Tomaten, Salz, Pfeffer, Basilikum, Thymian.

Zwiebeln schälen und grob hacken. Öl in feuerfester Form erhitzen. Zwiebeln und zerdrückten Knoblauch glasig dünsten. Lorbeerblätter zugeben. Auberginen mit Schale und Paprikafrüchte in 1 cm dicke Scheiben schneiden und beides zugeben. Tomaten blanchieren, enthäuten, in Scheiben schneiden und nach 10 Minuten zufügen. Mit Salz und Pfeffer abschmecken. Mit Basilikum und Thymian kräftig würzen. Vorsichtig umrühren und im vorgeheizten Backofen 30 Minuten zugedeckt bei Mittelhitze schmoren lassen. Das Gemüse schmeckt warm besonders gut zu Reis oder Spaghetti, kalt zu Fleisch oder Brot.

Boston Baked Beans
(Bostoner gebackene Bohnen)

1 1/2 Tassen weiße Bohnen, 1/4 Tasse gehackte Zwiebeln, 2 Eßl. Rübensirup, 3 Eßl. Tomatenketchup, 1 Teel. Senf, 1 Teel. Salz, Pfeffer, 1/2 Teel. Weinessig, 1/2 Tasse Bier, 1 Teel. Currypulver, 1 Eßl. Worcestersauce, 125 g magerer Speck.

Bohnen über Nacht in kaltem Wasser einweichen. Am nächsten Tag mit frischem Wasser bedecken, zum Kochen bringen und bei kleiner Flamme eine halbe Stunde köcheln (oder so lange, bis sie gar sind). Wer in Eile ist, kann auch weiße Bohnen aus dem Glas verwenden.

Backofen auf 250 Grad Celsius vorheizen. Bohnen abgießen (Bohnenwasser aufheben) und zusammen mit den übrigen Zutaten in einen ausgefetteten feuerfesten Topf mit starkem Boden oder eine Bratenpfanne geben. Den mageren Speck in Scheiben geschnitten zuletzt obenauf legen, Bohnen zugedeckt im Backofen etwa 4 bis 6 Stunden bei 180 Grad Celsius schmoren. Sobald die Bohnen trocken werden, das mit Salz und Pfeffer gewürzte Bohnenwasser auffüllen. 1 Stunde vor Ende der Garzeit den Deckel abnehmen und offen zu Ende backen

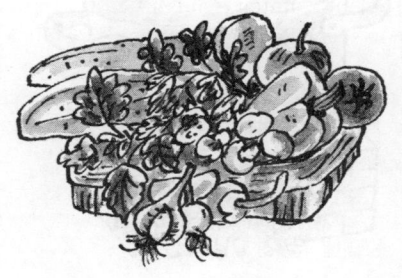

lassen. Dazu schmeckt mit Nelken gespickter und mit Honig bepinselter gegrillter oder auch gebackener Kaßler am besten.

Um die »Tönchen der Böhnchen« zu dämmen, kochen Sie am besten etwas Kümmel oder 1 Teel. Fenchel mit.

Süßsaurer Chinakohl

750 g Chinakohl, 3 Eßl. Öl, Salz, 1 1/2 Eßl. Weinessig, 1 1/2 Eßl. Zucker, 2 Teel. scharfer Gewürzpaprika (oder mehr).

Kohl waschen und diagonal in etwa 6 bis 8 cm lange Streifen schneiden. Das Öl erhitzen und zuerst die dickeren unteren Stücke des Kohls 2 Minuten darin unter Umrühren mit dem Holzlöffel braten. Danach Salz und den restlichen Kohl sowie 1 bis 2 Eßl. Wasser zugeben und zugedeckt eine weitere Minute braten. Weinessig, Zucker und Paprika zufügen und noch 2 Minuten braten, dabei umrühren, bis der Kohl gar, aber noch »knackig« ist. Mit Kaßler oder nur mit Reis servieren.

Wacholderbeerensauerkraut

1 gehackte Zwiebel, 1 zerdrückte Knoblauchzehe, 1 gewürfelter Apfel, 60 g Margarine, 5 bis 8 Wacholderbeeren, 500 g Sauerkraut, 1 Teel. Selleriesamen (aus dem Fachgeschäft), 1/4 l Brühe, 1 Tasse saure oder süße Sahne oder Joghurt.

Zwiebelstücke, Knoblauch und Apfel in Margarine bei kleiner Flamme weich dünsten. Zerdrückte Wacholderbeeren, Sauerkraut, Selleriesamen und Brühe zufügen. Einige Minuten köcheln. Zugedeckt im Backofen bei schwacher Hitze 45 bis 60 Minuten garen. Zum Schluß Sahne oder Joghurt unterrühren. Mit gegrillten Koteletts oder Schweinebraten servieren.

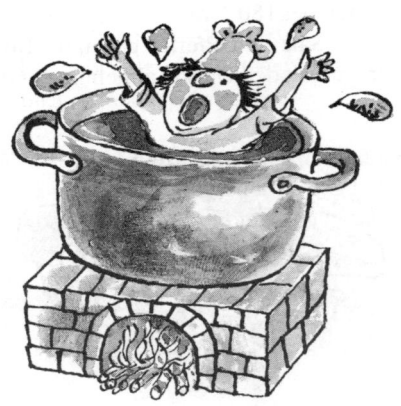

Reis und Teigwaren

Gebratener Reis nach fernöstlicher Art

2 Tassen Reis, 4 Tassen Wasser, 1 rote Chilifrucht, 1 Knoblauchzehe, 1 Zwiebel, 2 Eßl. Margarine, 1/2 Eßl. Sojasoße oder Speisewürze, 1 Prise Salz, 4 Eier, Öl, 1 mittelgroße grüne Gurke.

Reis waschen. Wasser in einen großen feuerfesten Topf gießen. Den abgetropften Reis zufügen und bei mittlerer Hitze ohne Deckel zum Kochen bringen und so lange kochen lassen, bis das Wasser nicht mehr übersteht. Hitze sehr stark reduzieren und etwa 20 bis 25 Minuten auf ganz kleiner Flamme garen. Reis aus dem Topf schütten und abkühlen. Chilifrucht, Knoblauchzehe und Zwiebel sehr fein hacken und in der Margarine auf kleiner Flamme 2 Minuten dünsten. Reis und Sojasoße zufügen. So lange rühren, bis alles gut vermischt und der Reis heiß ist. Inzwischen Eier schlagen, in heißem Öl ein Omelett bereiten und nach dem Erkalten diagonal in feine Streifen schneiden. Gurke in dünne Scheiben schneiden und beides vor dem Servieren über den Reis streuen. Man kann auch sehr klein geschnittenes Geflügelfleisch zufügen, bevor die Gewürze gedünstet werden.

Spaghetti mit Sauce Bolognese

400 bis 500 g Spaghetti.
Für die Sauce:
75 g magerer Speck, 15 g Butter, 1 Zwiebel, 1 Mohrrübe, 1 Stück Sellerie, 200 g Schabefleisch, 100 g Hühnerleber, 3 Eßl. Tomatenmark, 1 Glas Weißwein, Salz und Pfeffer, Muskatnuß, 1/2 l Brühe oder Wasser.

Speck in kleine Würfel schneiden und in Butter bräunen. Kleingewürfelte Zwiebel, Möhre und Sellerie zufügen und mit einem Holzlöffel ständig wenden, so daß das Gemisch gleichmäßig von allen Seiten braun wird. Schabefleisch und die gehackte Hühnerleber zugeben und nach 2 bis 3 Minuten das Tomatenmark und danach den Weißwein. Mit Salz, Pfeffer und Muskatnuß würzen. Zuletzt die Brühe oder das Wasser zugießen, die Sauce bei kleiner Flamme 30 bis 40 Minuten köcheln. Manche italienischen Köche geben am Ende noch eine Tasse Sahne oder Milch zu der Sauce.

Inzwischen die Spaghetti nach Vorschrift in viel leicht gesalzenem Wasser kochen. Die heißen, gut abgetropften Spaghetti mit der Sauce in einer großen vorgewärmten Schüssel mischen. Der geriebene Käse steht auf dem Tisch bereit.

Sibirische Pelmeni

Für den Teig:
1 Ei, 250 g Mehl, Salz.
Für die Fülle:
375 g Rind- und Schweinefleisch zu gleichen Teilen, 1 Zwiebel, Salz, Pfeffer. 127

Das Ei in die Mitte des gesiebten Mehls geben, salzen und mit einer Gabel zu einem ziemlich festen Teig verarbeiten. Nach und nach 2 bis 3 Eßl. Wasser darunterrühren. Auf einem mit Mehl bestäubten Brett gut durchkneten, bis ein weicher Teig entsteht. (Dieser Teig kann auch für die bekannten russischen Wareniki – mit Weißkäse, Äpfeln oder Kirschen gefüllte Pasteten – verwendet werden.)

Für die Fülle das Fleisch durch den Fleischwolf drehen oder mit einem scharfen Messer fein hacken. Mit der feingehackten Zwiebel und etwas Wasser mischen, würzen. Den Teig dünn ausrollen. Mit einem Weißweinglas Kreise ausstechen. Auf jedes Teigplätzchen 1 Teel. Füllung legen, danach zu einem Halbmond falten, die Ränder mit Eiweiß bestreichen und gut zusammendrücken. Die Pelmeni etwa 10 bis 15 Minuten in Brühe kochen lassen. In der heißen Brühe servieren.

Die Pelmeni können auch gut abgetropft auf einer Platte mit zerlassener Butter, saurer Sahne und mit Senf aufgetragen werden.

Italienischer Reisauflauf
(Risotto)

150 g Reis, 2 Zwiebeln, 4 Eßl. Oliven- oder Salatöl, $\frac{1}{2}$ l Fleischbrühe, 500 g gares Fleisch (Rind, Hammel oder Schwein), 125 g frische Erbsen, 2 Eier, $\frac{1}{2}$ l Milch, 100 g Reibkäse, Salz, Pfeffer, Majoran, Thymian.

Reis waschen und in ein trockenes Geschirrtuch schütten, abtupfen. Gehackte Zwiebeln in heißem Öl anbraten, den trockenen Reis dazugeben und unter Umrühren glasig werden lassen. Fleischbrühe zugießen, Reis unter Umrühren aufkochen und zugedeckt auf kleiner Flamme etwa 15 bis 18 Minuten garen.

Fleisch in Würfel schneiden und zusammen mit Erbsen unter den Reis mischen. Eine feuerfeste Form ausfetten. Reisgemisch einfüllen. Eier mit Milch verquirlen, Käse unterrühren und die Gewürze zugeben. Über den Reis gießen und im Backofen bei Mittelhitze $\frac{1}{4}$ Stunde überbacken.

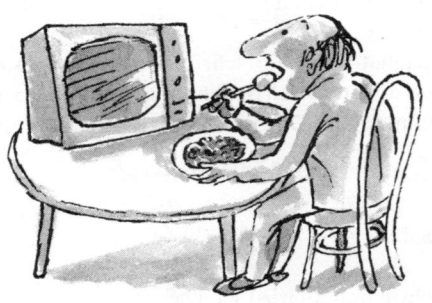

Salate

Russischer Obst-Gemüse-Salat

1 Apfel, 1 Birne, 3 bis 4 gekochte Kartoffeln, 1 grüne Gurke, 1 gekochte Möhre, 2 Eßl. grüne Erbsen, 1 Eßl. gehacktes Sellerieblatt, 2 Eßl. gehackte Petersilie, Salz, 1 Prise Zucker, 1/2 Tasse Mayonnaise, Saft einer Zitrone, 1/2 Kopfsalat, 2 Apfelsinen.

Apfel, Birne, Kartoffeln und Gurke schälen und in Stücke schneiden. Möhre in Scheiben schneiden. Erbsen, Selleriekraut und Petersilie zufügen. Vor dem Servieren Salz und Zucker darüberstreuen und mit Mayonnaise und Zitronensaft vermischen. Mit Salatblättern und Apfelsinenscheiben garnieren.

Chicorée-Kresse-Salat

4 bis 5 Chicoréesprosse, 2 Büschel Gartenkresse, 3 Eßl. Salatöl, 1/2 Eßl. Weinessig, Salz, Pfeffer, 2 Äpfel, 1 Knoblauchzehe.

Chicorée waschen, die Blätter abtupfen, einmal brechen. Kresse von Samenhülsen befreien, unzerkleinert waschen und abtropfen lassen. Chicorée und Kresse vorsichtig mischen. Öl, Essig, Salz, Pfeffer, die gewürfelten Äpfel und die zerdrückte Knoblauchzehe mit einigen Tropfen Wasser zusammenrühren und unter die Salatblätter mengen. Sofort servieren.

Curry-Reis-Salat ·

2 Beutel Schnellreis, 3 Eßl. Öl, 2 kleine Zwiebeln, 1 bis 2 Eßl. Currypulver, 2 Eßl. Weinessig, 1 Tasse weichgedünstete Erbsen, 2 saure Äpfel, gewürfelt, 1 Eßl. Rosinen, 30 g geröstete Mandelstifte, 1 Eßl. Ingwer in Zuckersirup, gehackt (oder weglassen).

Reis nach Vorschrift kochen. Öl erhitzen, gehackte Zwiebeln darin glasig dünsten. Currypulver zufügen. 1 Minute weiterdünsten, danach alles unter den Reis mischen. Weinessig zugießen, gut umrühren. Restliche Zutaten untermischen. Kalt stellen.

Blumenkohlsalat

1 fester Blumenkohl, 1 Eßl. gehackte Petersilie.
Für die Soße:
1/2 l saure Sahne, 1 Prise Zucker, 1 gestrichener Teel. Currypulver, 1 Eßl. Zitronensaft.

Blumenkohl putzen und in Röschen zerteilen, in wenig Salzwasser garen. Er muß noch »Biß« haben. Abtropfen lassen.

Saure Sahne, Zucker, Currypulver und Zitronensaft in einer kleinen Schüssel gut verrühren und über die noch warmen Blumenkohlröschen gießen. Vorsichtig umrühren und beiseite stellen, bis der Salat kalt ist. Mit Petersilie bestreuen. 129

Coleslaw

(amerikanischer Kohlsalat)

$1/2$ Weißkohl, 2 grüne Paprikafrüchte, 2 Eßl. Rosinen, 2 Eßl. geriebener Apfel, 2 Eßl. geriebene Möhre, 3 gehäufte Eßl. tafelfertige Salatsoße oder Mayonnaise, 4 Eßl. süße Sahne, je 1 Eßl. Schnittlauch und Petersilie.

Für die Salatsoße:
Salz, frisch gemahlener Pfeffer, 1 Teel. Zucker, 1 Teel. edelsüßer Paprika, 2 Eßl. Weinessig, 3 Eßl. Salatöl.

Weißkohlhälfte halbieren. Strunk entfernen und den Kohl diagonal in feine Streifen schneiden. Paprika entkernen, längs halbieren und in feine Streifen schneiden. Kohl, Paprika, Rosinen, Apfel und Möhre in einer großen Schüssel vermischen. Salz, Pfeffer, Zucker und edelsüßen Paprika in eine kleine Schale geben. Weinessig zufügen und gut umrühren, bis sich Salz und Zucker aufgelöst haben. Öl unterrühren und die Soße über das Kohlgemüse schütten, gut vermischen und den Kohlsalat etwa 30 Minuten kalt stellen. Mayonnaise mit der Sahne verrühren und über den Salat gießen. Gut mischen und mit Schnittlauch und Petersilie bestreuen.

Soßen

Sauce Hollandaise

3 Eigelb, Salz, Pfeffer, 2 Eßl. Zitronensaft, 90 g Butter.

Eigelb, Salz, Pfeffer und Zitronensaft in eine kleine Schüssel geben, ins heiße Wasserbad stellen (Wasser darf nicht kochen, sonst gerinnt das Eigelb) und mit dem Schneebesen schaumig schlagen. Sobald die Masse dick ist, ein kleines Stück Butter zufügen und kräftig weiterschlagen, bis die Butter gut mit der übrigen Masse verbunden ist. Nach und nach mit der übrigen Butter genauso verfahren. Die Soße schmeckt warm oder kalt sehr gut zu Blumenkohl und Spargel.

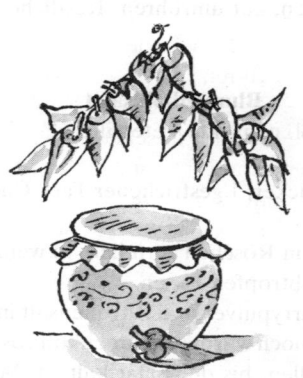

Bulgarische Grillsoße

250 g Tomatenmark, 3 Teel. scharfer Senf, 1 Eßl. Worcestersoße, 1 Eßl. Gewürzpaprika, 2 fein geriebene Zwiebeln, 2 Eßl. Weinessig, 3 Teel. Zitronensaft, 2 Eßl. Wasser, 2 Teel. Tomatenketchup, 2 Eßl. Apfelsinensaft, 1 Teel. Salz, 1 Eßl. Zucker, je 1 Prise Zimt, Muskatnuß und Macis.

Alle Zutaten mischen, unter Rühren einmal aufkochen lassen und sofort vom Herd nehmen. Im Kühlschrank einige Tage haltbar.

Frankfurter grüne Soße

8 hartgekochte Eigelb, 100 ml Öl, 125 ml Magermilchjoghurt, je 25 g mindestens fünf verschiedene frische Kräuter (auch frische Spinatblätter), Salz, Pfeffer, Muskatnuß, Knoblauchpulver oder zerdrückte Knoblauchzehen, 1 Eßl. scharfer Senf, 100 ml saure Sahne.

Gehacktes Eigelb mit Öl nach und nach verrühren. Joghurt, gehackte Kräuter und die übrigen Zutaten zugeben und alles gut verrühren. Zu gedünstetem Fisch, gekochtem Rindfleisch und hartgekochten Eiern (gut als Vorspeise) servieren.

Koreanische Würzsoße

2 Knoblauchzehen, 1 Flasche Weizenin-Speisewürze (oder die entsprechende Menge Sojasoße), 2 Eßl. Schnittlauch, 2 Eßl. Petersilie.

Die Knoblauchzehen zerdrücken, mit der Speisewürze, dem feingeschnittenen Schnittlauch und der gehackten Petersilie mischen. Die Kräuter erst kurz vor dem Servieren der Soße beigeben. Wer's scharf liebt, kann etwas scharfen Gewürzpaprika zufügen. Die Soße schmeckt gut zu Pelmeni, Omelett, gebratenem Reis und zum Dippen von kaltem, kleingeschnittenem Fleisch.

Currysoße

1 Eßl. Öl, 1 kleine Zwiebel, 1 gestrichener Eßl. Currypulver, 150 ml Hühnerbrühe oder Wasser, 1 gehäufter Teel. Tomatenmark, Saft ½ Zitrone, 1 gehäufter Eßl. Chutney oder Konfitüre, 150 ml süße Sahne.

Öl und gehackte Zwiebel in der Bratpfanne glasig dünsten. Currypulver unterrühren, 2 bis 3 Minuten unter Rühren kochen. Brühe, Tomatenmark, Zitronensaft, Chutney zufügen. Zum Kochen bringen und langsam 5 Minuten köcheln. Durchseihen und abkühlen. Sahne leicht schlagen und mit der Currysoße mittels Schneebesen vermischen. Schmeckt gut zu leicht gedünsteten Pfirsichhälften oder Birnen – auch eine gute Vorspeise. Wenn Sie Obst aus der Konserve verwenden, Chutney weglassen.

Süßspeisen

Crème Caramel

5 EßI. Zucker, Fett für die Formen, $^1/_2$ l Milch, 1 Prise Salz, 3 cm Vanilleschote, 4 Eier.

3 EßI. Zucker mit 3 EßI. Wasser in einer Pfanne bei mittlerer Hitze unter Rühren bräunen. Wenn die Mischung kristallisiert, noch ein wenig Wasser zufügen. Den goldbraunen Karamel in gut eingefettete feuerfeste Portionsförmchen verteilen und die Innenseiten der Formen gut damit benetzen.

Milch und Salz in einen Kochtopf geben. Die Vanilleschote längs aufschneiden und das Mark mit einer Messerspitze auskratzen. Beides dazugeben. Milch erhitzen, aber nicht kochen lassen. Die restlichen 2 EßI. Zucker mit den Eiern recht gründlich verquirlen und danach die heiße Milch löffelweise unterrühren. Die Mischung durchseihen und in die Formen gießen.

Im Backofen in eine Bratenpfanne stellen, etwas Wasser in die Pfanne gießen. In diesem Wasserbad bei 180 Grad etwa 1 $^1/_2$ Stunden stocken lassen. Die abgekühlte Creme behutsam stürzen, dabei läuft die Karamelsoße über die Speise.

Queen of Puddings
(Königin der Puddings)

$^3/_4$ Tasse frische Weißbrotkrumen, Abrieb von 1 Zitrone, 1 gehäufter EßI. Zucker, 2 Tassen Milch, 90 g Butter, 4 Eigelb, $^1/_2$ Teel. Vanille-Aroma, 3 EßI. Himbeerkonfitüre (oder andere), 4 Eiweiß, $^2/_3$ Tasse Zucker.

Brotkrumen, Zitronenschale und Zucker in eine Rührschüssel schütten, Milch und Butter bei mittlerer Hitze bis kurz vor den Siedepunkt bringen und über die Brotkrumenmischung gießen. Fünf Minuten stehen lassen. Eigelb mit dem Vanille-Aroma schaumig schlagen und unter die Brotkrumenmischung rühren. Eine feuerfeste Form (etwa 20 Zentimeter Durchmesser) gut ausfetten und die Puddingmischung einfüllen. Im vorgeheizten Backofen (auf 180 Grad C) solange backen, bis der Pudding fest ist (etwa 25 Minuten). Aus dem Ofen nehmen und 5 Minuten abkühlen lassen. Konfitüre glattrühren und über den Pudding streichen. Eiweiß steif schlagen. Die Hälfte des Zuckers unter weiterem Schlagen zufügen, bis die Eiweißmasse kleine Spitzen bildet. Den restlichen Zucker behutsam unterheben und die Masse über dem Pudding verteilen. Backform in den Ofen zurückstellen und backen, bis die Baisermasse leicht gebräunt ist (etwa 15 Minuten). Heiß oder kalt servieren.

Apfelpudding nach tschechischer Art

750 g Äpfel, 70 g Zucker, Zimtrinde, 2 Nelken, 3 Brötchen, 150 ml Milch, 60 g Butter, 100 g Puderzucker, 5 Eier, 20 g Semmelmehl.

Die geschälten, vom Kerngehäuse befreiten Äpfel in Stücke schneiden, in eine Kasserolle geben und mit Zucker überstreuen, ganz wenig Wasser, Zimtrinde sowie Nelken zugeben und dünsten. Die ausgekühlten Äpfel durch ein Sieb schlagen. Die Brötchen in Scheiben schneiden und in lauwarmer Milch einweichen. Butter, 80 g Puderzucker und die Eigelb gut verrühren. Der verrührten Eigelbmasse das bereitete Apfelmus, die gut ausgedrückten Brötchen sowie das Semmelmehl zugeben und gut verrühren. Aus dem Eiweiß steifen Schnee schlagen, 20 g Puderzucker unterschlagen und den Eischnee unter die Masse ziehen. Eine Puddingform oder eine Schüssel fetten und mit Semmelmehl ausstreuen. Den Teig einfüllen und die geschlossene Form im Wasserbad unter Dampf etwa 1 Stunde kochen.

Zabaione
(italienische Weincreme)
3 Eigelb, 2 Eßl. Zucker, 1 Teel. Vanillezucker, 4 bis 5 Eßl. Madeira oder Wermut, 1 Schuß Maraschino.

Eigelb, Zucker und Vanillezucker im heißen Wasserbad (nicht kochen!) schaumig schlagen. Sobald die Mischung dick wird, den Wein löffelweise zufügen und etwa 10 Minuten weiterschlagen. Wenn die Masse zu steigen beginnt, warm in Weingläser füllen und servieren. Dazu gibt es Biskuitplätzchen. Sie können Zabaione auch als Sauce über verschiedene Früchte gießen. Für 2 Personen.

Vanille-Ingwer-Eis
5 cm Vanilleschote, ¼ l Milch, 6 Eier, ½ Tasse Zucker, ¼ l süße Sahne, 1 bis 2 walnußgroße Stücke Ingwer in Zuckersirup.

Vanille aufschneiden und das Innere mit dem Teelöffel auskratzen. Schote und Mark mit der Milch vermischen und bei kleiner Flamme erhitzen. Beiseite stellen. Eigelb mit Zucker schaumig rühren, bis die Masse dicklich wird. Topf vom Feuer nehmen und weiterrühren. (Falls die Masse gerinnt, mit dem Handmixer schlagen.) Leicht geschlagene Schlagsahne unter die Eier-Milch-Masse heben. Ingwer in kleine Würfel schneiden, dazugeben und leicht verrühren. Masse in Eiswürfelbehälter füllen und ins Gefrierfach stellen. Ein- bis zweimal während des Gefrierens umrühren.

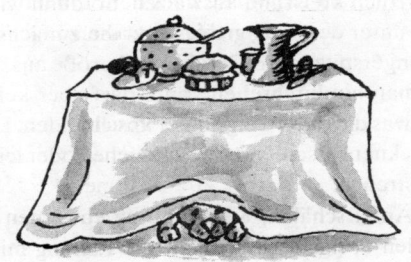

Kuchen und Gebäck

Dänischer Kranzkuchen

Für den Teig:

375 g kalte Butter, etwa 500 g Mehl, 50 g Hefe, 10 Eßl. kalte Milch, 2 Eier, 2 Eßl. Zucker.

Für die Füllung:

125 g Butter, 125 g Puderzucker, je ¼ Tasse geschälte, gehackte Mandeln, Zitronat und Rosinen.

Butter im Mehl zu Flöckchen zerkleinern. Hefe in Milch verrühren, mit Eiern und Zucker vermischen und dem Butter-Mehl-Gemisch zufügen. Rasch zu einem geschmeidigen und festen Teig kneten. 15 Minuten gehen lassen und dreimal wie Blätterteig ausrollen (der Teig darf nicht ruhen). Zutaten für die Füllung zusammenrühren und in die Mitte des ausgerollten Teiges streichen. Teigseiten über die Füllung falten und einen Kranz formen. Mit geschlagenem Ei bepinseln und mit Zucker und gehackten Mandeln bestreuen. Bei mittlerer Hitze etwa 25 Minuten backen.

Ungarischer Apfelstrudel

Für den Teig:

250 g Mehl, 4 g Salz, 1 Eigelb, 20 g Öl, 100 ml lauwarmes Wasser, 100 ml saure Sahne, Öl zum Fetten, Semmelmehl.

Für die Füllung:

1,5 kg saure Äpfel, 100 g geriebene Semmeln, 100 g Zimtzucker (90 g Zucker, 10 g Zimt), geriebene Zitronenschale (vorher gut waschen), 60 g Rosinen, 2 Eßl. Weinbrand oder Rum, 50 g geriebene Haselnüsse oder Mandelstifte, 1 Eigelb, Puderzucker.

Teig: Mehl auf ein Holzbrett sieben und einen Krater bilden. In die Mitte der Vertiefung das Salz, Eigelb, Öl, Wasser und saure Sahne geben. Alles mit den Händen zu einem geschmeidigen Teig formen. Solange kneten, bis der Teig Blasen wirft (Nicht die Geduld verlieren!). Den Teig als Kugel geformt mit einer heißen Schüssel oder einem vorgewärmten Geschirrtuch zugedeckt 20 Minuten ruhen lassen. Jetzt kommt das Kunststück. Den Teig auf einem mit Mehl bestäubten Geschirrtuch kreisrund auswalzen. So dünn wie nur möglich. Danach mit den Händen unter den Teig greifen und ihn zunächst mit den Handrücken, später mit den Fingerspitzen, zu Geschirrtuchgröße ausziehen. Der Teig muß so dünn sein, daß man hindurchsehen kann, darf aber keine Löcher haben. Anschließend die etwas dickeren Teigränder abschneiden. Den Strudelteig noch einige Minuten trocknen lassen. Mit Öl bestreichen oder leicht besprengen und mit Semmelmehl bestreuen.

Füllung: Die Äpfel schälen, Kerngehäuse entfernen und in feine Scheiben 134 schneiden. Mit den übrigen Zutaten für die Füllung mischen und gleichmäßig über den Teig verteilen. Danach das Geschirrtuch an zwei Ecken fassen, leicht anheben und den Strudel dabei einrollen. (Der Strudel rollt sich ganz von selbst ein.) Auf ein gefettetes Backblech legen, mit verdünntem Eigelb bepinseln und im vorgeheizten Backofen bei mittlerer Hitze etwa 30 bis 40 Minuten knusprig backen. Den fertigen Strudel mit Puderzucker bestreuen und warm mit etwas Schlagsahne servieren.

Wer es eilig hat, verzichtet auf die etwas umständliche Prozedur und verwendet Tiefkühlblätterteig. Dazu den aufgetauten Teig zu einer quadratischen Teigplatte von 45 bis 55 cm ausrollen, die Mitte mit geriebenen Semmeln bestreuen und den Rand freilassen. Die Apfelmischung daraufgeben. Die Teigränder mit Eigelb bestreichen und über der Apfelfüllung zusammenschlagen. Gut andrükken. Den Strudel vorsichtig mit der Nahtseite nach unten auf das mit Wasser abgespülte Backblech legen. Die Teigoberfläche einige Male schräg einschneiden. Mit verdünntem Eigelb bepinseln und im vorgeheizten Backofen bei mittlerer Hitze goldgelb backen. Mit Puderzucker bestreuen.

Sachertorte

Für den Teig:
100 g halbbittere Schokolade, 100 g Butter, 100 g Zucker, 4 Eier, 100 g Mehl, 1 Teel. Backpulver.
Für die Füllung und Dekoration:
3 Eßl. Aprikosenkonfitüre, ¼ l süße Sahne, 150 g halbbittere Schokolade.

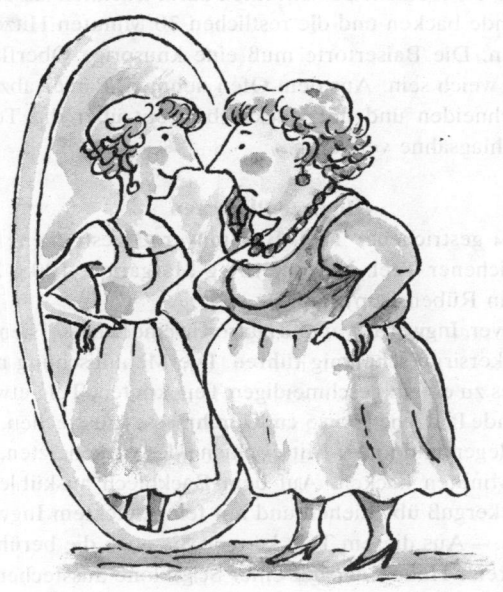

100 g Schokolade im heißen Wasserbad auflösen. Leicht abkühlen. Butter und Zucker schaumig rühren. Schokolade zufügen und gut verrühren. Eigelb nach und nach unterrühren. Mehl und Backpulver durchsieben und unter den Teig mischen. Eiweiß schlagen (nicht ganz so steif wie für Baiserböden) und behutsam unterheben. Springform (22 cm Durchmesser) ausfetten und leicht mit Mehl bestäuben. Teig einfüllen und Oberfläche glätten. 1 1/4 Stunden bei schwacher Hitze in der Mitte des Backofens backen. Torte in der Springform etwas auskühlen lassen, herausnehmen und auf einen Drahtuntersatz stellen. Die kalte Torte aufschneiden, mit der Konfitüre und der Hälfte der steifgeschlagenen Sahne füllen. Schokolade im Wasserbad auflösen und die Torte damit überziehen. Mit der restlichen Schlagsahne garnieren.

Erdbeer-Pawlowa

3 Eiweiß, 1 Prise Salz, 180 g Zucker, 1 Teel. Weinessig, Erdbeeren, Schlagsahne.

Ein Backblech mit Butterbrotpapier auslegen und mit Hilfe einer Springform einen Kreis zeichnen. Diesen gut einfetten und das Blech kurz unter fließendes Wasser halten. Überflüssige Wassertropfen abschütteln.

Eiweiß mit 1 Prise Salz sehr steif schlagen (bis sich Spitzen bilden), Zucker und Weinessig zufügen und behutsam unterheben. Masse in dem vorgezeichneten Kreis verteilen und ringsum noch extra mit Zucker bestreuen. Im Backofen bei schwacher Hitze 1 1/4 Stunden backen. Im Elektroherd Hitze nach 3/4 Stunden abstellen und die restlichen 30 Minuten darin trocknen lassen. Im Gasherd die erste 3/4 Stunde backen und die restlichen 30 Minuten Hitze noch um die Hälfte reduzieren. Die Baisertorte muß eine knusprige Oberfläche besitzen, innen aber noch weich sein. Aus dem Ofen nehmen, Papier abziehen. Frische Erdbeeren zerschneiden und mit Zucker bestreut über die Torte verteilen. Reichlich mit Schlagsahne verzieren.

Ingwer-Plätzchen

250 g Mehl, 1 1/4 gestrichener Teel. Backpulver, 3 gestrichene Teel. Ingwerpulver, 3/4 gestrichener Teel. Natron, 100 g Margarine, 100 g Zucker, 100 g Zuckersirup (kein Rübensirup).

Mehl, Backpulver, Ingwerpulver und Natron in eine Schüssel sieben. Margarine, Zucker und Zuckersirup schaumig rühren. Die Mehlmischung nach und nach zugeben und alles zu einem geschmeidigen Teig kneten. Teig etwa 0,5 cm dick ausrollen und runde Plätzchen von 5 cm Durchmesser ausstechen. Auf ein gefettetes Backblech legen und in der Mittelschiene des vorgeheizten, heißen Backofens etwa 10 Minuten backen. Auf dem Backblech auskühlen lassen. Auf Wunsch mit Zuckerguß überziehen und mit feingehacktem Ingwer in Zuckersirup dekorieren. – Aus diesem Teig können Sie auch die berühmten Ingwer-Männchen aus freier Hand oder mit einer Schablone ausstechen und backen.

Florentiner

100 g Butter, 100 g Zuckersirup (kein Rübensirup), 45 g Mehl, 35 g Rosinen, 65 g gehackte Kirschen in Maraschino, 100 g geschälte, in Stifte geschnittene Mandeln, 1½ Teel. Zitronensaft, 125 g bittere Schokolade.

Butter und Zuckersirup bei kleiner Flamme auslassen (nicht kochen), Mehl durchsieben und unterrühren. Danach Rosinen, Kirschen und Mandeln sowie den Zitronensaft zugeben. Teigmasse abkühlen und leicht fest werden lassen. Backbleche einfetten und je 8 kleine Teighäufchen darauf verteilen. Jeweils 10 cm Abstand lassen, weil sich die Florentiner noch ausbreiten. In die Mittelschiene des Backofens schieben und bei 200 Grad Celsius etwa 15 Minuten goldbraun backen. Auf dem Backblech auskühlen lassen.

Schokolade im heißen Wasserbad schmelzen, die Unterseite der Florentiner damit bestreichen und mit der Gabel Linien ziehen.

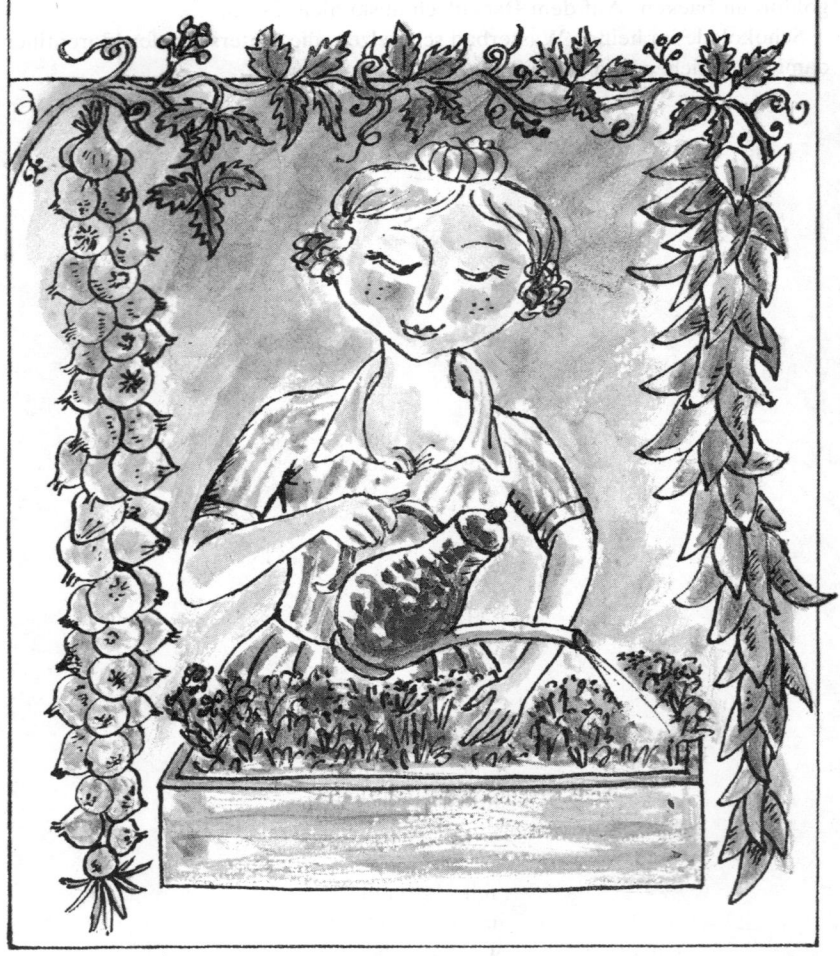

Pikant gewürzt von A bis Z

A = Anchovis gilt unter Eingeweihten als »lustprovozierend«. Selbst wenn wir es bezweifeln, können wir getrost gelegentlich aus Butter, rohem Eigelb und zerstoßenem Anchovis eine Paste bereiten und sie auf frische kleine Toastscheiben streichen. Das schmeckt vorzüglich!

B = Basilikum geht mit Tomate eine besonders schmackhafte Verbindung ein. Sehr gut geeignet für Spaghetti- und Reisgerichte und Pizza. Salbei, Rosmarin und Estragon sind gute Partner.

C = Chili. Die getrockneten und gemahlenen Früchte sind teuflisch scharf. Sie sind auch Bestandteil der Tabasco-Soße. Für 4 Personen reichen daher 3 bis 4 Tropfen Tabasco oder 1 Messerspitze Chilipulver. Wir können auch Pfefferöl zubereiten, indem wir 10 Früchte in reichlich Öl dunkel braten, zuletzt 1 bis 2 Eßlöffel edelsüßen Paprika zufügen. Im Schraubglas aufbewahren und zu allem, was Ihnen zu fade schmeckt, verwenden, unter anderem für Curry- und Eiergerichte, Tomaten- und Gemüsesäfte.

D = Dill hat neben seiner würzenden auch eine beruhigende Wirkung bei Schlaflosigkeit und Magenkolik. Wie wär's, wenn Sie 1 Flasche Weinessig mit Dill aromatisierten?

E = Estragon ist ein hervorragendes Salatkraut. In der armenischen und französischen Küche würzt man damit helles Fleisch, Hackfleisch, Füllmassen und anderes. Estragon verlangt Fingerspitzengefühl.

F = Fenchel schmeckt gut im selbstgebackenen Sonntagsbrot oder auf Sonntagsbrötchen gestreut. Fisch, Leber und Nieren sind mit Fenchel gewürzt eine angenehme Überraschung für den Gaumen, ebenso Kartoffelgerichte.

G = Gewürz-Paprika. Außer dem berühmten ungarischen Gulasch und Paprikahuhn ist Gewürz-Paprika für alle Gerichte mit einer feinen Struktur, wie Fisch, Huhn, cremige Soßen, Eier- und Käsegerichte, das Tüpfelchen auf dem i. Er belebt auch Salate aller Art.

H = Honig enthält nicht nur Fruchtzucker, der im Gegensatz zum weißen Zukker ohne Umwandlung sofort in die Blutbahn wandert, sondern auch gesundheits- und schönheitsfördernde Stoffe. Bei Erschöpfung sollten wir daher 1 Eßlöffel Honig schlecken.

I = Ingwer. Etwas Ingwerpulver mit Pfeffer mischen und in einen Pfefferstreuer geben. Eine interessante Kombination, vor allem für Apfel-Pie oder Hühnerfrikassee. Die getrocknete Ingwerwurzel verbessert die Hühnerbrühe.

J = Jasmin. Jasminblüten ergeben nicht nur einen schmackhaften Tee. Wir können sie auch im frischen Zustand kleingehackt mit Zucker bestreuen, eine halbe Stunde stehenlassen und unter den Vanillepudding rühren.

K = Koriander – Hauptbestandteil des Currypulvers – ist eines der besten Gewürze. Stecken wir ein paar Korianderkörner mit in die Pfeffermühle, und stellen wir die Pfefferdose täglich auf den Tisch. Würzen wir unsere Fisch- und Hammelgerichte mit Koriander wie die Armenier und Grusinier! Und vergessen wir nicht, gelegentlich selbstgebackenes Brot oder Gebäck mit Koriander zu verfeinern.

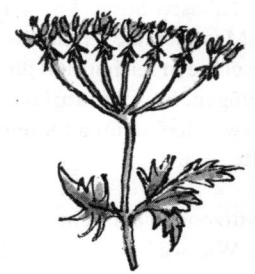

L = Lavendel wird nicht nur von Parfümmachern benutzt, sondern auch von Salatexperten! Lavendelblätter eignen sich auch als Zutat zu von Natur fetten Speisen und zu Gemüse.

M = Muskatblüte, auch Macis genannt. können wir unter anderem zu Bechamelsoße, Ragouts, Fleisch- und Käsegerichten verwenden. Bei der Weihnachtsbäckerei nicht vergessen! Junge gedünstete Möhren oder Quetschkartoffeln mit Macis gewürzt sind etwas Besonderes.

N = Nelken. Stecken wir 8 bis 10 Gewürznelken in unseren Kaßlerbraten und bepinseln wir ihn während des Bratens oder Grillens mit einem Gemisch aus Bienenhonig und edelsüßem Paprika.

O = Oregano, die Wildform des Majorans, ist besonders würzig. Er eignet sich sehr gut für Spaghettigerichte, Pizza und das mexikanische Bohnengericht – Chili con carne. Würzen Sie einmal Weiße Soße mit Oregano, und servieren Sie sie mit ganzen, in Wasser gedünsteten Zwiebeln. Ein Gedicht.

P = Piment, wird auch »Allgewürz« genannt, weil er den guten Geschmack von Pfeffer, Zimt, Nelken und Muskatnuß in sich vereint. Soßen, Suppen, Wildbret und Fischmarinaden sind nichts ohne Piment.

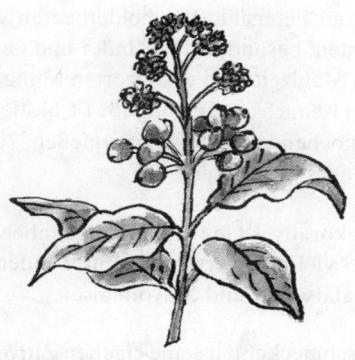

Q = Qendel ist auch der Name für gewöhnlichen Thymian (im Gegensatz zu echtem Thymian). Er wächst wild an vielen sonnigen, trockenen Standorten. Mit Quendel würzt man wie mit echtem Thymian: vor allem fette und blähende Gerichte. Der warme Duft von Quendel erinnert an ein Huhn, das im Ofen brutzelt, an die fette Gans oder an die Pute. Quendeltee ist ein wirksames Hustenmittel und gut zur Beseitigung von Blähungen.

R = Rosmarin ist ein delikates Gewürz, das nur in kleinen Mengen verwendet wird. Es ist berühmt als Würze für Hammel-, Schweine- und Rinderbraten. Viele verwenden es auch anstelle von Thymian. Rosmarin ist etwas Besonderes für den Teig der Sonntagsbrötchen, Erbsensuppe, Minestrona und Spinatsuppe.

S = Salbei. Wer einen Garten oder einen Balkon hat, sollte unbedingt eine Salbeistaude einpflanzen. Halbierte, mit Salbei bestreute gegrillte Tomaten sind besonders köstlich, ebenso eine klassische Salbei-Zwiebel-Füllung für die Ente. Würzen wir den Quark zur Abwechslung mit frischem oder getrocknetem Salbei und ein paar Tropfen Zitronensaft.

T = Thymian, echter, ist Bestandteil des berühmten Bouquet garni (siehe Gewürzmischungen). Schmeckt besonders gut zu Fleisch mit dunklen Soßen. Versuchen wir's mal mit Kaninchenbraten in Rotwein.

V = Vanillezucker. Wer eine Schlagmühle besitzt, schüttet eine Tasse Zucker und eine halbe bis eine ganze Vanillestange hinein. Bei höchster Geschwindigkeit so lange mahlen, bis die Vanillestange nur noch aus kleinen schwarzen Pünktchen besteht. Im Schraubglas aufbewahren.

W = Wacholder. Sein würziger Duft und sein süßlich-scharfer Geschmack geben Kohl- und Sauerkrautgerichten, Geflügel- und Wildbraten einen besonderen Pfiff. Wacholderbeeren vertragen sich besonders gut mit Wein, Knoblauch, 141

Thymian, Lorbeerblatt und Petersilie. Wacholderbeeren werden von Experten als Frühjahrskur empfohlen, besonders für Kinder und Genesende. Sie werden täglich 1 Stunde vor den Mahlzeiten in gesteigerten Mengen von 4 bis 15 Stück zerkaut. Empfehlenswert ist auch ein Teeaufguß: 1 Eßlöffel zerstoßene Wacholderbeeren mit 2 Tassen kochendem Wasser übergießen, 20 Minuten ziehen lassen und im Laufe des Tages austrinken.

Y = Ysop ist ein sehr dekoratives Gewürz im Staudenbeet oder im Blumenkasten. In der Küche wird es vielseitig verwendet, unter anderem auch für Kräuterbutter, Kräuterquark, Salatsoßen und Mayonnaisen.

Z = Zitrone. Jeder Feinschmecker hat seine eigenen Zitronenwürzgeheimnisse. Aber wir wär's, wenn wir einmal eine Zitronenfüllung in den Sonntagsbroiler stecken, bevor wir ihn im Backofen braten? Wir brauchen dazu: 100 g Margarine, Brotkrumen, 100 g frischen Abrieb von 1 Zitrone, 2 Teelöffel Zitronensaft, 1 Eigelb, Salz, Pfeffer und viel Petersilie.

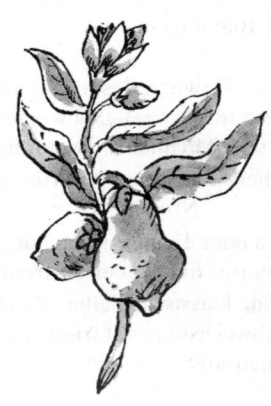

Quellennachweis

Siegfried Börngen, Pflanzen helfen heilen. Berlin 1975

Brillat-Savarin, Physiologie des Geschmacks. München 1913

Henriette Davidis' illustrirtes praktisches Kochbuch für die bürgerliche und feinere Küche. Berlin 1825

Die lêre von der kocherie. Insel-Verlag, Leipzig 1969

Grobianische Tischzuchten. Texte des späten Mittelalters. Berlin 1957

B. Hlava, D. Lánská, Küchen- und Gewürzkräuter. Prag 1977

Küchenmeisterei. In Nürnberg von Peter Wagner um 1490 gedruckt. Leipzig 1939

Eufemia von Kudriaffsky, Die historische Küche. Wien-Pest-Leipzig 1880

Marx and Engels, Through the Eyes of Their Contemporaries. Moscow 1972

Imtraut Morgner, Bootskauf. In: Liebes- und andere Erklärungen. Aufbau-Verlag, Berlin 1974

Georg W. Pijet, Die Bombe unterm Bett. Anekdoten um Marx und Engels und deren Zeitgenossen. Halle/S. 1972

Wiljam Pochljobkin, Tajny choroshej kuchni. Moskwa 1979

C. P. Rumohr. Geist der Kochkunst. Stuttgart und Tübingen 1822

Sophie Wilhelmine Scheibler, Allgemeines Deutsches Kochbuch. Leipzig 1854

Katie Stewart, Looking & Eating. Norwide 1975

Universal-Lexikon der Kochkunst. Leipzig 1981

Eugen Vaerst, Gastrosophie oder Lehre von den Freuden der Tafel. Leipzig 1881

Anna Weckerin, Ein köstlich new Kochbuch von allerhand Speisen, an Gemüsen, Obs, Fleisch, Geflügel, Wildpret, Fischen und Gebachens. München 1977

Illustrationen: Newena Wendt-Jontschewa
Typographie: Günter Jacobi

JSBN 3-7304-0186-6

4. Auflage 1987 (2. Taschenbuchausgabe)
Alle Rechte vorbehalten
Druckgenehmigung: 126/405/79/87
Lektor: Christa Winkelmann
Satzherstellung und Reproduktion:
Ostsee-Druck Rostock
Printed in the German Democratic Republic
LSV 9229 · Bestellnr. 672 714 1
.00640